Elephant Athletics

# ENTFESSEL DEINEN INNEREN ELEFANTEN

ABNEHMEN MIT DER INNEREN KRAFT

DAS BUCH ZUM AUSFÜLLEN

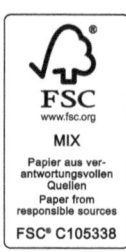

COVER: MONIA AYERNSCHMALZ
BILDLIZENZEN: MONIA AYERNSCHMALZ
LEKTORAT: SEBASTIAN AYERNSCHMALZ

Verantwortlich für den Inhalt des Textes

Sind die Autoren Sebastian Ayernschmalz und Martin Hoffmann

TWENTYSIX

Eine Marke der Books on Demand GmbH

Herstellung und Verlag: BoD – Books on Demand, Norderstedt

ISBN: 9783740782337

© 2021 Sebastian Ayernschmalz und Martin Hoffmann

Die Deutsche Nationalbibliothek verzeichnet diese Publikation in der Deutschen Nationalbibliografie; detail-lierte bibliografische Daten sind im Internet über http://dnb.dnb.de abrufbar.

Das Werk ist einschließlich aller seiner Teile urheberrechtlich geschützt. Jede Verwertung und Vervielfältigung des Werkes ist ohne Zustimmung der Autoren unzulässig und strafbar. Alle Rechte, auch die des auszugsweisen Nachdrucks und der Übersetzung, sind vorbehalten. Ohne ausdrückliche schriftliche Erlaubnis des Autors darf das Werk, auch nicht Teile daraus, weder reproduziert, übertragen noch kopiert werden, wie zum Beispiel manuell oder mithilfe elektronischer und mechanischer Systeme inklusive Fotokopieren, Bandaufzeichnung und Datenspeicherung. Zuwiderhandlung verpflichtet zu Schadenersatz. Alle Inhalte wurden mit großer Sorgfalt ausgearbeitet und stellen die Recherche des aktuellen Stands der Wissenschaft dar. Sie dienen ausschließlich der neutralen Information und allgemeinen Weiterbildung.
Nichts, was in den Inhalten des Anbieters enthalten ist, ist dazu bestimmt, Krankheiten zu diagnostizieren oder zu behandeln. Der Anbieter ist kein Arzt und gibt keine medizinischen oder gesundheitlichen Heilversprechen ab. Die Inhalte dürfen nicht als Grundlage zur eigenständigen Diagnose und Beginn, Änderung oder Beendigung einer Behandlung von Krankheiten verwendet werden. Konsultieren Sie bei gesundheitlichen Fragen oder Beschwerden immer ihren behandelnden Arzt.

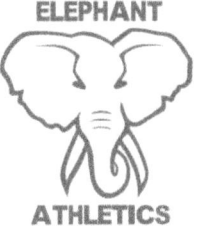

# INHALT

Das Ausfüllbuch ...................................................................... 8

Aufgaben der Phase I .............................................................. 9

Aufgaben der Phase II ........................................................ 100

Aufgaben der Phase III ....................................................... 195

Der Pfad der Leitkuh: Unser Weg .................................... 282

## Unsere größte Angst

Unsere größte Angst ist nicht, unzulänglich zu sein.

Unsere größte Angst ist, grenzenlos mächtig zu sein.

Unser Licht, nicht unsere Dunkelheit, ängstigt uns am meisten.

Wir fragen uns: Wer bin ich denn, dass ich so brillant sein soll?

Aber wer bist du, es nicht zu sein?

Du bist ein Kind Gottes.

Es dient der Welt nicht, wenn du dich klein machst.

Sich klein zu machen, nur damit sich andere um dich herum nicht unsicher fühlen,

hat nichts Erleuchtetes.

Wir wurden geboren, um die Herrlichkeit Gottes, der in uns ist, zu manifestieren.

Er ist nicht nur in einigen von uns, er ist in jedem Einzelnen.

Und wenn wir unser Licht scheinen lassen,

geben wir damit unbewusst anderen die Erlaubnis, es auch zu tun.

Wenn wir von unserer eigenen Angst befreit sind,

befreit unsere Gegenwart automatisch die anderen.

*aus: Marianne Williamson "A Return To Love".*

# DAS AUSFÜLLBUCH

Die Theorie zu diesem Buch haben wir in dem Buch „Entfessele deinen inneren Elefanten" ausführlich behandelt. Du hast etwas über die selbsterfüllende Prophezeiung gelernt, dein Netzwerk kennengelernt und viel über Bewegung und Ernährung und deine Gewohnheiten gelernt. Die Aufgaben aus diesem „Ausfüllbuch" wurden theoretisch durchgesprochen und ein Verweis auf ein Blatt und Papier gegeben. Damit du allerdings keine Zettelwirtschaft im Haus deponieren musst, dachten wir es macht Sinn, ergänzend zu der Theorie ein Buch für deine Praxis mitzuliefern. Dieses hälst du nun in deinen Händen.

Das Ausfüllbuch soll vor allem eins sein. Ein Sammelort deiner „Hausaufgaben". Es ist dein Buch und du sollst damit arbeiten und die Lehren der Aufgaben verinnerlichen. Hierfür scheue dich nicht in das Buch zu schreiben. Dafür ist es da!

Am Ende dieses Buches sollst du ein besseres Gefühl für dich, deine Ernährung und Bewegung haben. Dafür bitte ich dich, dies täglich zur Hand zu nehmen und deinen inneren Elefanten zu entfesseln.

Aber genug der warmen Worte. Du willst ja was machen.

Viel Spaß beim Ausfüllen und dem Kennenlernen deines grauen großen Freundes.

# AUFGABEN DER PHASE I
## Für die Dauer von 4 Wochen

# Tag 1

Nenne drei positive Dinge, die dir heute passiert sind!

- 
---
- 
---
- 
---

Beantworte folgende Fragen:

- Hast du dich heute wie ein Opfer gefühlt?
- Was ist davor und was ist danach passiert?
- Gab es vielleicht eine Rollenänderung innerhalb einer Situation?
- Welchen emotionalen Zustand hattest du (traurig, wütend, etc.)?
- Hat sich diese Situation wiederholt?
  Welche Position hat diese Person, die dich in die Rolle gezwungen hat? Schaust du zu dieser Person auf oder wertest du sie ab.

---
---

_____

_____

**Hake ab: Was hat heute gut funktioniert.**

- Esse dann, wenn du hungrig bist, nicht wenn die Uhr es dir sagt.
- Esse das worauf du Lust hast (ok, vielleicht nicht gerade nur Süßigkeiten).
- Lasse dir Zeit beim Essen, esse achtsam.
- Esse, bis du satt bist, hör auf, wenn du genug gegessen hast.
- Was hast du heute Besonderes geschmeckt:

_____

_____

_____

## Dein Glücklichkeitsindex

Um dein individuelles Ergebnis auswertbar zu machen, bewerte bitte folgende Frage:

| | Bewerte auf einer Skala von 1 bis 10, wie glücklich du bist: (1 = überhaupt nicht / 10 sehr glücklich) | | | | | | | | | |
|---|---|---|---|---|---|---|---|---|---|---|
| Bist du glücklich? | 1 | 2 | 3 | 4 | 5 | 6 | 7 | 8 | 9 | 10 |

# Tag 2

**Nenne** drei positive Dinge, die dir heute passiert sind!

🐾 _____

🐾 _____

🐾 _____


**Hake ab:** Was hat heute gut funktioniert.

- 🐾 Esse dann, wenn du hungrig bist, nicht wenn die Uhr es dir sagt.
- 🐾 Esse das, worauf du Lust hast (ok, vielleicht nicht gerade nur Süßigkeiten).
- 🐾 Lasse dir Zeit beim Essen, esse achtsam.
- 🐾 Esse, bis du satt bist, hör auf, wenn du genug gegessen hast.
- 🐾 Was hast du heute Besonderes geschmeckt:

_____

_____

_____

# Tag 3

Nenne drei positive Dinge, die dir heute passiert sind!

🐾

_____

🐾

_____

🐾

_____


## Neue Glaubenssätze

🐾 Unsere nächste Aufgabe besteht im Hinzufügen eines kleinen Wörtchens. Wann immer wir feststellen, dass wir uns einreden „Ich kann das nicht", setzten wir uns ein Stop-Signal.
🐾 „Ich kann nicht schlank sein."
🐾 „Ich kann kein Loch in die Wand bohren."
🐾 „Ich kann kein Englisch lernen."

Schreibe deine Glaubenssätze auf:

_____

_____

_____

## STOP

Wir unterbrechen unseren Gedanken und ergänzen in den Sätzen das Wort „noch":

- „Ich kann noch nicht schlank sein."
- „Ich kann noch kein Loch in die Wand bohren."
- „Ich kann noch kein Englisch lernen."

**Ergänze deine Glaubenssätze mit „noch":**

_____

_____

_____

**Kreuze an. Konntest du dich heute sportlich betätigen?**

Ja / Nein

**Hast du die Möglichkeit genutzt, deinen Alltag sportlicher zu gestalten?**

Ja / Nein

**Wenn Ja, wie konntest du den Sport in den Alltag integrieren:**

_____

_____

_____

**Hake ab: Was hat heute gut funktioniert.**

- Esse dann, wenn du hungrig bist, nicht wenn die Uhr es dir sagt.
- Esse das worauf du Lust hast (ok, vielleicht nicht gerade nur Süßigkeiten).
- Lasse dir Zeit beim Essen, esse achtsam.
- Esse, bis du satt bist, hör auf, wenn du genug gegessen hast.
- Was hast du heute Besonderes geschmeckt:

_____

_____

_____

# Tag 4

Nenne drei positive Dinge, die dir heute passiert sind!

🐾
_____

🐾
_____

🐾
_____

Welche Glaubenssätze haben dich heute verfolgt:

_____

_____

_____

Nenne etwas, wofür du heute dankbar warst:

_____

_____

_____

Kreuze an: Konntest du dich heute sportlich betätigen?

Ja / Nein

Hast du die Möglichkeit genutzt, deinen Alltag sportlicher zu gestalten?

Ja / Nein

Wenn Ja, wie konntest du den Sport in den Alltag integrieren:

_____

_____

_____

**Hake ab: Was hat heute gut funktioniert.**

- Esse dann, wenn du hungrig bist, nicht wenn die Uhr es dir sagt.
- Esse das worauf du Lust hast (ok, vielleicht nicht gerade nur Süßigkeiten).
- Lasse dir Zeit beim Essen, esse achtsam.
- Esse, bis du satt bist, hör auf, wenn du genug gegessen hast.
- Was hast du heute Besonderes geschmeckt:

_____

_____

_____

# Tag 5

Nenne drei positive Dinge, die dir heute passiert sind!

🐾

_____

🐾

_____

🐾

_____


Welche Glaubenssätze haben dich heute verfolgt:

_____

_____

_____


Nenne etwas, wofür du heute dankbar warst:

_____

_____

_____

Kreuze an: Konntest du dich heute sportlich betätigen?

Ja / Nein

Hast du die Möglichkeit genutzt, deinen Alltag sportlicher zu gestalten?

Ja / Nein

Wenn Ja, wie konntest du den Sport in den Alltag integrieren:

_____

_____

_____

**Hake ab: Was hat heute gut funktioniert.**

- Esse dann, wenn du hungrig bist, nicht wenn die Uhr es dir sagt.
- Esse das worauf du Lust hast (ok, vielleicht nicht gerade nur Süßigkeiten).
- Lasse dir Zeit beim Essen, esse achtsam.
- Esse, bis du satt bist, hör auf, wenn du genug gegessen hast.
- Was hast du heute Besonderes geschmeckt:

_____

_____

_____

# Tag 6

Nenne drei positive Dinge, die dir heute passiert sind!

🐾
_____

🐾
_____

🐾
_____


Welche Glaubenssätze haben dich heute verfolgt:

_____

_____

_____


Nenne etwas, wofür du heute dankbar warst:

_____

_____

_____

Kreuze an: Konntest du dich heute sportlich betätigen?

Ja / Nein

Hast du die Möglichkeit genutzt, deinen Alltag sportlicher zu gestalten?

Ja / Nein

Wenn Ja, wie konntest du den Sport in den Alltag integrieren:

_____

_____

_____

**Hake ab: Was hat heute gut funktioniert.**

- Esse dann, wenn du hungrig bist, nicht wenn die Uhr es dir sagt.
- Esse das worauf du Lust hast (ok, vielleicht nicht gerade nur Süßigkeiten).
- Lasse dir Zeit beim Essen, esse achtsam.
- Esse, bis du satt bist, hör auf, wenn du genug gegessen hast.
- Was hast du heute Besonderes geschmeckt:

_____

_____

_____

# Tag 7

Nenne drei positive Dinge, die dir heute passiert sind!

   🐾

_____

   🐾

_____

   🐾

_____

Welche Glaubenssätze haben dich heute verfolgt:

_____

_____

_____

### Deine Aufgabe

In der nächsten Aufgabe wollen wir unsere Werte wiederentdecken und uns vor Augen führen. Das erfolgt in mehreren kleinen Schritten und ich würde dir empfehlen, dies für dich allein mit genügend Zeit zu machen. Hierbei gibt es kein richtig oder falsch.

Du bist niemandem Rechenschaft schuldig und kannst dich selbst nur mit deiner Ehrlichkeit beeindrucken.

An dieser Stelle bediene ich mir der Wertekarten aus dem NLP (Neurolinguistisches Programmieren). Das Ziel unserer Aufgabe ist es, unsere Werte-Leitplanke zu erkennen und uns bewusst zu machen.

Deine Werte sind wichtig, um deinen Antrieb kennenzulernen. Hier ist vor allem ein Wort wichtig: deinen. Der Mere-Exposure-Effekt besagt, dass eine wiederholte Darbietung von Reizen Informationen in ein positiveres Licht rückt. Aus diesem Grund funktioniert Werbung. Ähnlich funktioniert dies bei unseren Werten. Sind es unsere Werte, für die wir einstehen, oder sind es oft gesagte Wiederholungen, Glaubenssätze unseres nahen Umfelds? Dies zu erarbeiten, ist die Herausforderung dieser Aufgabe:

### Schritt 1

Erstelle Kärtchen mit den nachfolgenden Werten. Die leeren Kästchen bedeuten, dass Werte auch nach Belieben ergänzt werden können.

### Schritt 2

Sortiere deine Kärtchen nach Beliebtheit, dabei kannst du gerne auch Werte aussortieren.

## Schritt 3

Suche dir 5 bis 10 Werte aus, die deine Top-Werte repräsentieren, und sortiere diese nach Belieben.

## Schritt 4:

Stelle dir folgende Fragen:

- Welche dieser Werte hindern dich daran, die eigenen Ziele zu erreichen (z. B. Übergewicht hindert mich an meiner Freiheit, weil ich nicht überall hingehen kann)?
- Gibt es Lebensumstände, die gegen deine Werte sprechen (wie bei unserem motorradfahrenden Angestellten)?
- Wenn du gegen deine Werte handelst, welchen Nutzen ziehst du aus der Situation und bedient dies vielleicht einen anderen Wert auf deiner Liste (der Tausch Sicherheit gegen Freiheit)?

# Schritt 5

Wirf einen Blick zurück oder in die Zauberkugel: Wenn du willst, kannst du jetzt auch einen Zielzustand definieren. Wie würdest du gerne sein? Wie würdest du dich gerne fühlen wollen? Wie willst du aussehen? Was ist anders und wie verhalten sich jetzt andere dir gegenüber?

Alternativ kannst du dir die Frage stellen, wie deine Werte in der Vergangenheit aussahen. Hast du vielleicht zu anderen Zeiten in deinem Leben andere Dinge bevorzugt? Was waren die Gründe für die Veränderungen?

| | |
|---|---|
| **Chancengleichheit**<br>(gleiche Chancen für alle) | **Soziale Gerechtigkeit**<br>(Ungerechtigkeiten beseitigen, sich um die Schwachen kümmern) |
| **Innere Harmonie**<br>(im Frieden mit mir selbst) | **Unabhängigkeit**<br>(selbständig, sich auf sich selbst verlassen) |
| **Soziale Macht**<br>(Kontrolle über alles, Dominanz) | **Gemäßigt sein**<br>(extreme Gefühle und Haltungen vermeiden) |
| **Vergnügen**<br>(Erfüllung von Wünschen) | **Loyalität**<br>(verlässlich gegenüber meinen Freunden und Gruppen) |
| **Freiheit**<br>(Freiheit des Handelns und Denkens) | **Ehrgeizig**<br>(hart arbeiten, zielstrebig) |
| **Ein geistiges Leben**<br>(geistige, nicht materieller Interessen) | **Toleranz**<br>(gegenüber verschiedenen Ideen und Überzeugungen) |
| **Zugehörigkeitsgefühl**<br>(das Gefühl, dass sich andere um mich kümmern) | **Demut**<br>(bescheiden, selbstlos sein) |
| **Soziale Ordnung**<br>(Stabilität der Gesellschaft) | **Wagemut**<br>(Abenteuer und Risiko suchen) |

| Kreativität (Originalität, Phantasie) | Ziele erreichen |
| --- | --- |
| Eine Welt in Frieden (frei von Krieg und Konflikt) | Ordentlichkeit |
| Achtung und Erhalt von Traditionen | Sich etwas Gutes tun / verwöhnen |
| Reife Liebe (tiefe geistige und emotionale Intimität) | Gesundheit |
| Selbstdisziplin | Kompetenz (kompetent, effektiv und effizient) |
| Familiäre Sicherheit (Sicherheit für die geliebten Personen) | Ehrlichkeit |
| Nähe zur Natur | Pflichterfüllung / Gehorsamkeit |
| Abwechslungsreiches Leben | Frömmigkeit |

| | |
|---|---|
| **Ein anregendes Leben**<br>(anregende Erfahrungen) | **Umwelt schützen**<br>(die Natur schützen) |
| **Ein Sinn im Leben**<br>(ein Zweck im Leben) | **Einflussreichtum**<br>(Einfluss auf Menschen und Ereignisse ausüben) |
| **Höflichkeit**<br>(gute Umgangsformen) | **Respektvoll gegenüber Eltern und älteren Menschen** |
| **Weisheit**<br>(ein reifes Verständnis des Lebens) | **Das Leben genießen**<br>(Freude am Essen, Erotik, Vergnügen usw.) |
| **Autorität**<br>(das Recht zu führen und zu bestimmen) | **Hilfsbereitschaft**<br>(sich für das Wohlergehen anderer einsetzen) |
| **Wahre Freundschaft** | **Intelligenz** |
| **Reichtum**<br>(materieller Besitz, Geld) | **Selbstverwirklichung**<br>(eigene Absichten verfolgen) |
| **Nationale Sicherheit**<br>(Schutz meiner Nation gegen Feinde) | **Zuverlässigkeit** |

| | |
|---|---|
| **Selbstachtung**<br>(Glauben an den eigenen Wert) | **Neugierigkeit**<br>(interessiert an allem, erkunden) |
| **Ausgleich von Gefälligkeiten**<br>(Vermeiden von Dankesschuld) | **Verzeihen**<br>(bereit sein, anderen zu vergeben |
| **Eine Welt der Schönheit**<br>(Schönheit der Natur, Künste,..) | |
| | |
| | |
| | |

Kreuze an: Konntest du dich heute sportlich betätigen?

Ja / Nein

Hast du die Möglichkeit genutzt, deinen Alltag sportlicher zu gestalten?

Ja / Nein

Wenn Ja, wie konntest du den Sport in den Alltag integrieren:

_____

_____

_____

**Hake ab: Was hat heute gut funktioniert.**

- Esse dann, wenn du hungrig bist, nicht wenn die Uhr es dir sagt.
- Esse das worauf du Lust hast (ok, vielleicht nicht gerade nur Süßigkeiten).
- Lasse dir Zeit beim Essen, esse achtsam.
- Esse, bis du satt bist, hör auf, wenn du genug gegessen hast.
- Was hast du heute Besonderes geschmeckt:

_____

_____

_____

# Tag 8

Nenne drei positive Dinge, die dir heute passiert sind!

🐾

_____

🐾

_____

🐾

_____


Welche Glaubenssätze haben dich heute verfolgt:

_____

_____

_____


Nenne etwas, wofür du heute dankbar warst:

_____

_____

_____

Kreuze an: Konntest du dich heute sportlich betätigen?

Ja / Nein

Hast du die Möglichkeit genutzt, deinen Alltag sportlicher zu gestalten?

Ja / Nein

Wenn Ja, wie konntest du den Sport in den Alltag integrieren:

_____

_____

_____

**Hake ab: Was hat heute gut funktioniert.**

- Esse dann, wenn du hungrig bist, nicht wenn die Uhr es dir sagt.
- Esse das worauf du Lust hast (ok, vielleicht nicht gerade nur Süßigkeiten).
- Lasse dir Zeit beim Essen, esse achtsam.
- Esse, bis du satt bist, hör auf, wenn du genug gegessen hast.
- Was hast du heute Besonderes geschmeckt:

_____

_____

_____

# Tag 9

Nenne drei positive Dinge, die dir heute passiert sind!

🐾
_____

🐾
_____

🐾
_____

Welche Glaubenssätze haben dich heute verfolgt:

_____

_____

_____

Nenne etwas, wofür du heute dankbar warst:

_____

_____

_____

Kreuze an: Konntest du dich heute sportlich betätigen?

Ja / Nein

Hast du die Möglichkeit genutzt, deinen Alltag sportlicher zu gestalten?

Ja / Nein

Wenn Ja, wie konntest du den Sport in den Alltag integrieren:

_____

_____

_____

**Hake ab: Was hat heute gut funktioniert.**

- Esse dann, wenn du hungrig bist, nicht wenn die Uhr es dir sagt.
- Esse das worauf du Lust hast (ok, vielleicht nicht gerade nur Süßigkeiten).
- Lasse dir Zeit beim Essen, esse achtsam.
- Esse, bis du satt bist, hör auf, wenn du genug gegessen hast.
- Was hast du heute Besonderes geschmeckt:

_____

_____

_____

# Tag 10

Nenne drei positive Dinge, die dir heute passiert sind!

🐾

_____

🐾

_____

🐾

_____

Welche Glaubenssätze haben dich heute verfolgt:

_____

_____

_____

Nenne etwas, wofür du heute dankbar warst:

_____

_____

_____

Kreuze an. Konntest du dich heute sportlich betätigen?

Ja / Nein

Hast du die Möglichkeit genutzt, deinen Alltag sportlicher zu gestalten?

Ja / Nein

Wenn Ja, wie konntest du den Sport in den Alltag integrieren:

_____

_____

_____

**Hake ab: Was hat heute gut funktioniert.**

- Esse dann, wenn du hungrig bist, nicht wenn die Uhr es dir sagt.
- Esse das worauf du Lust hast (ok, vielleicht nicht gerade nur Süßigkeiten).
- Lasse dir Zeit beim Essen, esse achtsam.
- Esse, bis du satt bist, hör auf, wenn du genug gegessen hast.
- Was hast du heute Besonderes geschmeckt:

_____

_____

_____

# Tag 11

Nenne drei positive Dinge, die dir heute passiert sind!

🐾

_____

🐾

_____

🐾

_____


Welche Glaubenssätze haben dich heute verfolgt:

_____

_____

_____


Nenne etwas, wofür du heute dankbar warst:

_____

_____

_____

Kreuze an: Konntest du dich heute sportlich betätigen?

Ja / Nein

Hast du die Möglichkeit genutzt, deinen Alltag sportlicher zu gestalten?

Ja / Nein

Wenn Ja, wie konntest du den Sport in den Alltag integrieren:

_____

_____

_____

Hake ab: Was hat heute gut funktioniert.

- Esse dann, wenn du hungrig bist, nicht wenn die Uhr es dir sagt.
- Esse das worauf du Lust hast (ok, vielleicht nicht gerade nur Süßigkeiten).
- Lasse dir Zeit beim Essen, esse achtsam.
- Esse, bis du satt bist, hör auf, wenn du genug gegessen hast.
- Was hast du heute Besonderes geschmeckt:

_____

_____

_____

# Tag 12

Nenne drei positive Dinge, die dir heute passiert sind!

    🐾

_____

    🐾

_____

    🐾

_____


Welche Glaubenssätze haben dich heute verfolgt:

_____

_____

_____


Nenne etwas, wofür du heute dankbar warst:

_____

_____

_____

**Kreuze an: Konntest du dich heute sportlich betätigen?**

Ja / Nein

**Hast du die Möglichkeit genutzt, deinen Alltag sportlicher zu gestalten?**

Ja / Nein

**Wenn Ja, wie konntest du den Sport in den Alltag integrieren:**

_____

_____

_____

**Zeichne dein Netzwerk – Wen kennst du?:**

**Hake ab: Was hat heute gut funktioniert.**

- Esse dann, wenn du hungrig bist, nicht wenn die Uhr es dir sagt.
- Esse das worauf du Lust hast (ok, vielleicht nicht gerade nur Süßigkeiten).
- Lasse dir Zeit beim Essen, esse achtsam.
- Esse, bis du satt bist, hör auf, wenn du genug gegessen hast.
- Was hast du heute Besonderes geschmeckt:

_____

_____

_____

# Tag 13

Nenne drei positive Dinge, die dir heute passiert sind!

🐾

_____

🐾

_____

🐾

_____


Welche Glaubenssätze haben dich heute verfolgt:

_____

_____

_____


Nenne etwas, wofür du heute dankbar warst:

_____

_____

_____

**Kreuze an: Konntest du dich heute sportlich betätigen?**

Ja / Nein

**Hast du die Möglichkeit genutzt, deinen Alltag sportlicher zu gestalten?**

Ja / Nein

**Wenn Ja, wie konntest du den Sport in den Alltag integrieren:**

_____

_____

_____

**Hake ab: Was hat heute gut funktioniert.**

- Esse dann, wenn du hungrig bist, nicht wenn die Uhr es dir sagt.
- Esse das worauf du Lust hast (ok, vielleicht nicht gerade nur Süßigkeiten).
- Lasse dir Zeit beim Essen, esse achtsam.
- Esse, bis du satt bist, hör auf, wenn du genug gegessen hast.
- Was hast du heute Besonderes geschmeckt:

_____

_____

_____

# Tag 14

Nenne drei positive Dinge, die dir heute passiert sind!

🐾 _____

🐾 _____

🐾 _____


Welche Glaubenssätze haben dich heute verfolgt:

_____

_____

_____


Nenne etwas, wofür du heute dankbar warst:

_____

_____

_____

Kreuze an: Konntest du dich heute sportlich betätigen?

Ja / Nein

Hast du die Möglichkeit genutzt, deinen Alltag sportlicher zu gestalten?

Ja / Nein

Wenn Ja, wie konntest du den Sport in den Alltag integrieren:

_____

_____

_____

**Hake ab: Was hat heute gut funktioniert.**

- Esse dann, wenn du hungrig bist, nicht wenn die Uhr es dir sagt.
- Esse das worauf du Lust hast (ok, vielleicht nicht gerade nur Süßigkeiten).
- Lasse dir Zeit beim Essen, esse achtsam.
- Esse, bis du satt bist, hör auf, wenn du genug gegessen hast.
- Was hast du heute Besonderes geschmeckt:

_____

_____

_____

# Tag 15

Nenne drei positive Dinge, die dir heute passiert sind!

🐾
_____

🐾
_____

🐾
_____


Welche Glaubenssätze haben dich heute verfolgt:

_____

_____

_____


Nenne etwas, wofür du heute dankbar warst:

_____

_____

_____

Kreuze an: Konntest du dich heute sportlich betätigen?

Ja / Nein

Hast du die Möglichkeit genutzt, deinen Alltag sportlicher zu gestalten?

Ja / Nein

Wenn Ja, wie konntest du den Sport in den Alltag integrieren:

_____

_____

_____

Lerne Emotionen kennen!

| Emotion | Körperliche Veränderung | Wahrnehmung | Weiteres? |
|---|---|---|---|
| | | | |
| | | | |
| | | | |

# Tag 16

Nenne drei positive Dinge, die dir heute passiert sind!

🐾 _____

🐾 _____

🐾 _____

Welche Glaubenssätze haben dich heute verfolgt:

_____

_____

_____

Nenne etwas, wofür du heute dankbar warst:

_____

_____

_____

**Kreuze an: Konntest du dich heute sportlich betätigen?**

Ja / Nein

**Hast du die Möglichkeit genutzt, deinen Alltag sportlicher zu gestalten?**

Ja / Nein

**Wenn Ja, wie konntest du den Sport in den Alltag integrieren:**

_____

_____

_____

**Suche dir für deine Emotionen alternative Aktivitäten zum Essen.**

| Emotion | Aktivität |
|---|---|
| *Stress* | *Entspannungsbad* |
|  |  |
|  |  |
|  |  |
|  |  |
|  |  |
|  |  |

**Hake ab: Was hat heute gut funktioniert.**

- Esse dann, wenn du hungrig bist, nicht wenn die Uhr es dir sagt.
- Esse das worauf du Lust hast (ok, vielleicht nicht gerade nur Süßigkeiten).
- Lasse dir Zeit beim Essen, esse achtsam.
- Esse, bis du satt bist, hör auf, wenn du genug gegessen hast.
- Was hast du heute Besonderes geschmeckt:

_____

_____

_____

# Tag 17

Nenne drei positive Dinge, die dir heute passiert sind!

- _____
- _____
- _____

Welche Glaubenssätze haben dich heute verfolgt:

_____

_____

_____

Nenne etwas, wofür du heute dankbar warst:

_____

_____

_____

Kreuze an: Konntest du dich heute sportlich betätigen?

Ja / Nein

Hast du die Möglichkeit genutzt, deinen Alltag sportlicher zu gestalten?

Ja / Nein

Wenn Ja, wie konntest du den Sport in den Alltag integrieren:

_____

_____

_____

**Hake ab: Was hat heute gut funktioniert.**

- Esse dann, wenn du hungrig bist, nicht wenn die Uhr es dir sagt.
- Esse das worauf du Lust hast (ok, vielleicht nicht gerade nur Süßigkeiten).
- Lasse dir Zeit beim Essen, esse achtsam.
- Esse, bis du satt bist, hör auf, wenn du genug gegessen hast.
- Was hast du heute Besonderes geschmeckt:

_____

_____

_____

# Tag 18

Nenne drei positive Dinge, die dir heute passiert sind!

🐾
_____

🐾
_____

🐾
_____

Welche Glaubenssätze haben dich heute verfolgt:

_____

_____

_____

Nenne etwas, wofür du heute dankbar warst:

_____

_____

_____

Kreuze an: Konntest du dich heute sportlich betätigen?

Ja / Nein

Hast du die Möglichkeit genutzt, deinen Alltag sportlicher zu gestalten?

Ja / Nein

Wenn Ja, wie konntest du den Sport in den Alltag integrieren:

_____

_____

_____

**Hake ab: Was hat heute gut funktioniert.**

- Esse dann, wenn du hungrig bist, nicht wenn die Uhr es dir sagt.
- Esse das worauf du Lust hast (ok, vielleicht nicht gerade nur Süßigkeiten).
- Lasse dir Zeit beim Essen, esse achtsam.
- Esse, bis du satt bist, hör auf, wenn du genug gegessen hast.
- Was hast du heute Besonderes geschmeckt:

_____

_____

_____

# Tag 19

Nenne drei positive Dinge, die dir heute passiert sind!

- 
- 
- 

Welche Glaubenssätze haben dich heute verfolgt:

Nenne etwas, wofür du heute dankbar warst:

Kreuze an: Konntest du dich heute sportlich betätigen?

Ja / Nein

Hast du die Möglichkeit genutzt, deinen Alltag sportlicher zu gestalten?

Ja / Nein

Wenn Ja, wie konntest du den Sport in den Alltag integrieren:

_____

_____

_____

Hake ab: Was hat heute gut funktioniert.

- Esse dann, wenn du hungrig bist, nicht wenn die Uhr es dir sagt.
- Esse das worauf du Lust hast (ok, vielleicht nicht gerade nur Süßigkeiten).
- Lasse dir Zeit beim Essen, esse achtsam.
- Esse, bis du satt bist, hör auf, wenn du genug gegessen hast.
- Was hast du heute Besonderes geschmeckt:

_____

_____

_____

# Tag 20

Nenne drei positive Dinge, die dir heute passiert sind!

🐾

🐾

🐾

Welche Glaubenssätze haben dich heute verfolgt:




Nenne etwas, wofür du heute dankbar warst:

Kreuze an: Konntest du dich heute sportlich betätigen?

Ja / Nein

Hast du die Möglichkeit genutzt, deinen Alltag sportlicher zu gestalten?

Ja / Nein

Wenn Ja, wie konntest du den Sport in den Alltag integrieren:

_____

_____

_____

## Hake ab: Was hat heute gut funktioniert.

- Esse dann, wenn du hungrig bist, nicht wenn die Uhr es dir sagt.
- Esse das worauf du Lust hast (ok, vielleicht nicht gerade nur Süßigkeiten).
- Lasse dir Zeit beim Essen, esse achtsam.
- Esse, bis du satt bist, hör auf, wenn du genug gegessen hast.
- Was hast du heute Besonderes geschmeckt:

_____

_____

_____

# Tag 21

Nenne drei positive Dinge, die dir heute passiert sind!

- 
- 
- 

Welche Glaubenssätze haben dich heute verfolgt:

Nenne etwas, wofür du heute dankbar warst:

Kreuze an: Konntest du dich heute sportlich betätigen?

Ja / Nein

Hast du die Möglichkeit genutzt, deinen Alltag sportlicher zu gestalten?

Ja / Nein

Wenn Ja, wie konntest du den Sport in den Alltag integrieren:

_____

_____

_____

**Hake ab: Was hat heute gut funktioniert.**

- Esse dann, wenn du hungrig bist, nicht wenn die Uhr es dir sagt.
- Esse das worauf du Lust hast (ok, vielleicht nicht gerade nur Süßigkeiten).
- Lasse dir Zeit beim Essen, esse achtsam.
- Esse, bis du satt bist, hör auf, wenn du genug gegessen hast.
- Was hast du heute Besonderes geschmeckt:

_____

_____

_____

# Tag 22

Nenne drei positive Dinge, die dir heute passiert sind!

🐾
_____

🐾
_____

🐾
_____

Welche Glaubenssätze haben dich heute verfolgt:

_____

_____

_____

Nenne etwas, wofür du heute dankbar warst:

_____

_____

_____

Kreuze an: Konntest du dich heute sportlich betätigen?

Ja / Nein

Hast du die Möglichkeit genutzt, deinen Alltag sportlicher zu gestalten?

Ja / Nein

Wenn Ja, wie konntest du den Sport in den Alltag integrieren:

_____

_____

_____

**Bewerte dein Netzwerk**: Zeichne dein Netzwerk – Wen kennst du und bewerte nun, was in eurer Beziehung an erster Stelle steht? Ist es das Wohlergehen des anderen oder ist es der Austausch von Leistungen Güter, die sich in der Waage halten sollte:

**Hake ab: Was hat heute gut funktioniert.**

- Esse dann, wenn du hungrig bist, nicht wenn die Uhr es dir sagt.
- Esse das worauf du Lust hast (ok, vielleicht nicht gerade nur Süßigkeiten).
- Lasse dir Zeit beim Essen, esse achtsam.
- Esse, bis du satt bist, hör auf, wenn du genug gegessen hast.
- Was hast du heute Besonderes geschmeckt:

_____

_____

_____

# Tag 23

Nenne drei positive Dinge, die dir heute passiert sind!

   🐾
_____

   🐾
_____

   🐾
_____


Welche Glaubenssätze haben dich heute verfolgt:

_____

_____

_____


Nenne etwas, wofür du heute dankbar warst:

_____

_____

_____

Kreuze an: Konntest du dich heute sportlich betätigen?

Ja / Nein

Hast du die Möglichkeit genutzt, deinen Alltag sportlicher zu gestalten?

Ja / Nein

Wenn Ja, wie konntest du den Sport in den Alltag integrieren:

_____

_____

_____

**Hake ab: Was hat heute gut funktioniert.**

- Esse dann, wenn du hungrig bist, nicht wenn die Uhr es dir sagt.
- Esse das worauf du Lust hast (ok, vielleicht nicht gerade nur Süßigkeiten).
- Lasse dir Zeit beim Essen, esse achtsam.
- Esse, bis du satt bist, hör auf, wenn du genug gegessen hast.
- Was hast du heute Besonderes geschmeckt:

_____

_____

_____

# Tag 24

Nenne drei positive Dinge, die dir heute passiert sind!

---

---

---

Welche Glaubenssätze haben dich heute verfolgt:

---

---

---

Nenne etwas, wofür du heute dankbar warst:

---

---

---

Kreuze an: Konntest du dich heute sportlich betätigen?

Ja / Nein

Hast du die Möglichkeit genutzt, deinen Alltag sportlicher zu gestalten?

Ja / Nein

Wenn Ja, wie konntest du den Sport in den Alltag integrieren:

_____

_____

_____

Hake ab: Was hat heute gut funktioniert.

- Esse dann, wenn du hungrig bist, nicht wenn die Uhr es dir sagt.
- Esse das worauf du Lust hast (ok, vielleicht nicht gerade nur Süßigkeiten).
- Lasse dir Zeit beim Essen, esse achtsam.
- Esse, bis du satt bist, hör auf, wenn du genug gegessen hast.
- Was hast du heute Besonderes geschmeckt:

_____

_____

_____

# Tag 25

Nenne drei positive Dinge, die dir heute passiert sind!

🐾
_____

🐾
_____

🐾
_____

Welche Glaubenssätze haben dich heute verfolgt:

_____

_____

_____

Nenne etwas, wofür du heute dankbar warst:

_____

_____

_____

Kreuze an: Konntest du dich heute sportlich betätigen?

Ja / Nein

Hast du die Möglichkeit genutzt, deinen Alltag sportlicher zu gestalten?

Ja / Nein

Wenn Ja, wie konntest du den Sport in den Alltag integrieren:

_____

_____

_____

**Hake ab: Was hat heute gut funktioniert.**

- Esse dann, wenn du hungrig bist, nicht wenn die Uhr es dir sagt.
- Esse das worauf du Lust hast (ok, vielleicht nicht gerade nur Süßigkeiten).
- Lasse dir Zeit beim Essen, esse achtsam.
- Esse, bis du satt bist, hör auf, wenn du genug gegessen hast.
- Was hast du heute Besonderes geschmeckt:

_____

_____

_____

# Tag 26

Nenne drei positive Dinge, die dir heute passiert sind!

* _____

* _____

* _____

Welche Glaubenssätze haben dich heute verfolgt:

_____

_____

_____

Nenne etwas, wofür du heute dankbar warst:

_____

_____

_____

Kreuze an: Konntest du dich heute sportlich betätigen?

Ja / Nein

Hast du die Möglichkeit genutzt, deinen Alltag sportlicher zu gestalten?

Ja / Nein

Wenn Ja, wie konntest du den Sport in den Alltag integrieren:

_____

_____

_____

**Hake ab: Was hat heute gut funktioniert.**

- Esse dann, wenn du hungrig bist, nicht wenn die Uhr es dir sagt.
- Esse das worauf du Lust hast (ok, vielleicht nicht gerade nur Süßigkeiten).
- Lasse dir Zeit beim Essen, esse achtsam.
- Esse, bis du satt bist, hör auf, wenn du genug gegessen hast.
- Was hast du heute Besonderes geschmeckt:

_____

_____

_____

# Tag 27

Nenne drei positive Dinge, die dir heute passiert sind!

🐾

_____

🐾

_____

🐾

_____


Welche Glaubenssätze haben dich heute verfolgt:

_____

_____

_____


Nenne etwas, wofür du heute dankbar warst:

_____

_____

_____

Kreuze an: Konntest du dich heute sportlich betätigen?

Ja / Nein

Hast du die Möglichkeit genutzt, deinen Alltag sportlicher zu gestalten?

Ja / Nein

Wenn Ja, wie konntest du den Sport in den Alltag integrieren:

_____

_____

_____

**Hake ab: Was hat heute gut funktioniert.**

- Esse dann, wenn du hungrig bist, nicht wenn die Uhr es dir sagt.
- Esse das worauf du Lust hast (ok, vielleicht nicht gerade nur Süßigkeiten).
- Lasse dir Zeit beim Essen, esse achtsam.
- Esse, bis du satt bist, hör auf, wenn du genug gegessen hast.
- Was hast du heute Besonderes geschmeckt:

_____

_____

_____

# Tag 28

**Nenne** drei positive Dinge, die dir heute passiert sind!

- _____

- _____

- _____


**Welche Glaubenssätze haben dich heute verfolgt:**

_____

_____

_____


**Nenne etwas, wofür du heute dankbar warst:**

_____

_____

_____

Kreuze an: Konntest du dich heute sportlich betätigen?

Ja / Nein

Hast du die Möglichkeit genutzt, deinen Alltag sportlicher zu gestalten?

Ja / Nein

Wenn Ja, wie konntest du den Sport in den Alltag integrieren:

_____

_____

_____

### Deine Aufgabe

In dieser Aufgabe geht es vor allem um unser aktuelles Selbstbild. Wie sehe ich mich? Wir wollen ein Bild von uns zeichnen. Schnappe dir ein paar Zeitschriften (oder nutze Google). Durchblättere die Zeitschriften oder durchforste das Internet nach Bildern, die dich und deine Facetten am besten repräsentieren. Greife dir dann einen Zeichenblock oder großes Blatt Papier. Unter der Überschrift „Mein Selbstbild" klebst du nun alle Bilder darunter auf.

Bedenke auch hier die vielen Gesichter deiner Persönlichkeit. Denke an deine Arbeit, deine Ehrenämter, Freunde und Hobbys. Was macht dir Spaß? Wenn du zum Beispiel gerne Gäste hast, dann suche nach einem gedeckten Tisch oder einem tollen Mahl.

Das Plakat zeigt dir am Ende, wie breit du als Mensch aufgestellt bist, es spiegelt deine Interessen, Tätigkeiten und Wünsche wider.

**Hake ab: Was hat heute gut funktioniert.**

- Esse dann, wenn du hungrig bist, nicht wenn die Uhr es dir sagt.
- Esse das worauf du Lust hast (ok, vielleicht nicht gerade nur Süßigkeiten).
- Lasse dir Zeit beim Essen, esse achtsam.
- Esse, bis du satt bist, hör auf, wenn du genug gegessen hast.
- Was hast du heute Besonderes geschmeckt:

_____

_____

_____

# AUFGABEN DER PHASE II
## Für die Dauer von 4 Wochen

# Tag 29

Nenne drei positive Dinge, die dir heute passiert sind!

- _____

- _____

- _____

Welche Glaubenssätze haben dich heute verfolgt:

_____

_____

_____

Nenne etwas, wofür du heute dankbar warst:

_____

_____

_____

Kreuze an: Konntest du dich heute sportlich betätigen?

Ja / Nein

Hast du die Möglichkeit genutzt, deinen Alltag sportlicher zu gestalten?

Ja / Nein

Wenn Ja, wie konntest du den Sport in den Alltag integrieren:

_____

_____

_____

Dein Glücklichkeitsindex

| Bewerte auf einer Skala von 1 bis 10, wie glücklich du bist: (1 = überhaupt nicht / 10 sehr glücklich) | | | | | | | | | | |
|---|---|---|---|---|---|---|---|---|---|---|
| Bist du glücklich? | 1 | 2 | 3 | 4 | 5 | 6 | 7 | 8 | 9 | 10 |

Ernährungstagebuch                    Datum:

| Mahlzeit [1] (F, Z, M, A) | Uhrzeit | Was? | Portionsgröße (ca. Angaben) | Gefühl Nach 30 Min | Gefühl Nach 60 Min |
|---|---|---|---|---|---|
| | : | | | | |
| | : | | | | |
| | : | | | | |
| | : | | | | |
| | : | | | | |
| | : | | | | |

---

[1] **F**rühstück, **Z**wischenmahlzeit, **M**ittagessen, **A**bendessen

# Tag 30

Nenne drei positive Dinge, die dir heute passiert sind!

🐾

_____

🐾

_____

🐾

_____


Welche Glaubenssätze haben dich heute verfolgt:

_____

_____

_____


Nenne etwas, wofür du heute dankbar warst:

_____

_____

_____

Kreuze an: Konntest du dich heute sportlich betätigen?

> Ja / Nein

Hast du die Möglichkeit genutzt, deinen Alltag sportlicher zu gestalten?

> Ja / Nein

Wenn Ja, wie konntest du den Sport in den Alltag integrieren:

_____

_____

_____

Ernährungstagebuch            Datum:

| Mahl-zeit [2] (F, Z, M, A) | Uhrzeit | Was? | Portions-größe (ca. Angaben) | Gefühl Nach 30 Min | Gefühl Nach 60 Min |
|---|---|---|---|---|---|
| | : | | | | |
| | : | | | | |
| | : | | | | |
| | : | | | | |
| | : | | | | |
| | : | | | | |

---

[2] **F**rühstück, **Z**wischenmahlzeit, **M**ittagessen, **A**bendessen

# Tag 31

Nenne drei positive Dinge, die dir heute passiert sind!

🐾
_____

🐾
_____

🐾
_____


Welche Glaubenssätze haben dich heute verfolgt:

_____

_____

_____


Nenne etwas, wofür du heute dankbar warst:

_____

_____

_____

Kreuze an: Konntest du dich heute sportlich betätigen?

Ja / Nein

Hast du die Möglichkeit genutzt, deinen Alltag sportlicher zu gestalten?

Ja / Nein

Wenn Ja, wie konntest du den Sport in den Alltag integrieren:

_____

_____

_____

Ernährungstagebuch                    Datum:

| Mahl-zeit [3] (F, Z, M, A) | Uhrzeit | Was? | Portions-größe (ca. Anga-ben) | Gefühl Nach 30 Min | Gefühl Nach 60 Min |
|---|---|---|---|---|---|
| | : | | | | |
| | : | | | | |
| | : | | | | |
| | : | | | | |
| | : | | | | |
| | : | | | | |

---

[3] **F**rühstück, **Z**wischenmahlzeit, **M**ittagessen, **A**bendessen

# Tag 32

Nenne drei positive Dinge, die dir heute passiert sind!

🐾

_____

🐾

_____

🐾

_____


Welche Glaubenssätze haben dich heute verfolgt:

_____

_____

_____


Nenne etwas, wofür du heute dankbar warst:

_____

_____

_____

Kreuze an: Konntest du dich heute sportlich betätigen?

Ja / Nein

Hast du die Möglichkeit genutzt, deinen Alltag sportlicher zu gestalten?

Ja / Nein

Wenn Ja, wie konntest du den Sport in den Alltag integrieren:

_____

_____

_____

## Definiere SMARTE-Ziele

Hierbei handelt es sich um eine Methode, die sich im Projektmanagement und bei den Zielvereinbarungen von Mitarbeiter großer Beliebtheit erfreut.

| | | |
|---|---|---|
| **S** | Spezifisch | Ziele müssen eindeutig definiert sein (nicht vage, sondern so präzise wie möglich). |
| **M** | Messbar | Ziele müssen messbar sein. |
| **A** | Aktivierend | Die Ziele müssen für die Person ansprechend bzw. erstrebenswert sein. |
| **R** | Realistisch | Das gesteckte Ziel muss möglich und realisierbar sein. |
| **T** | Terminiert | Dein Ziel muss mit einem fixen Datum festgelegt werden können. |

Wie aber kann mir eine Projektmanagementmethode von einem Unternehmensberater helfen, meine Ziele zu erreichen? Ganz einfach: Die SMART-Methode macht vor allem eins: Sie konkretisiert ein Ziel. Das große Ganze wird in kleine heruntergebrochen. Kleine Schritte, die erreicht werden können. Ein Ziel zu erreichen, motiviert. Die gesteigerte Motivation soll dabei helfen, die nächste Hürde zu nehmen, dann die nächste und die nächste ... Ich denke, du hast verstanden ;-)

| S | |
|---|---|
| M | |
| A | |
| R | |
| T | |

Ernährungstagebuch                    Datum:

| Mahl-zeit [4] (F, Z, M, A) | Uhrzeit | Was? | Portions-größe (ca. Angaben) | Gefühl Nach 30 Min | Gefühl Nach 60 Min |
|---|---|---|---|---|---|
| | : | | | | |
| | : | | | | |
| | : | | | | |
| | : | | | | |
| | : | | | | |
| | : | | | | |

---

[4] **F**rühstück, **Z**wischenmahlzeit, **M**ittagessen, **A**bendessen

# Tag 33

Nenne drei positive Dinge, die dir heute passiert sind!

    🐾 _____

    🐾 _____

    🐾 _____

Welche Glaubenssätze haben dich heute verfolgt:

_____

_____

_____

Nenne etwas, wofür du heute dankbar warst:

_____

_____

_____

Kreuze an: Konntest du dich heute sportlich betätigen?

Ja / Nein

Hast du die Möglichkeit genutzt, deinen Alltag sportlicher zu gestalten?

Ja / Nein

Wenn Ja, wie konntest du den Sport in den Alltag integrieren:

_____

_____

_____

- Was siehst du auf dem Teller? Welche Farben und welche Formen?
- Was riechst du? Verändert sich der Geruch, wenn die Gabel näher zum Mund kommt?
- Was schmeckst du? Was schmeckst du, wenn du die Gabel in den Mund schiebst?
- Wie schmeckt es nach zwei Mal kauen? Wie verändert sich der Geschmack, wenn du zehn Mal gekaut hast? Oder zwanzig Mal?
- Kannst du fühlen, wie sich deine Nahrung den Weg durch die Speiseröhre sucht? Gibt es dafür eine Beschreibung:

_____

_____

_____

# Tag 34

Nenne drei positive Dinge, die dir heute passiert sind!

🐾

_____

🐾

_____

🐾

_____


Welche Glaubenssätze haben dich heute verfolgt:

_____

_____

_____


Nenne etwas, wofür du heute dankbar warst:

_____

_____

_____

Kreuze an: Konntest du dich heute sportlich betätigen?

Ja / Nein

Hast du die Möglichkeit genutzt, deinen Alltag sportlicher zu gestalten?

Ja / Nein

Wenn Ja, wie konntest du den Sport in den Alltag integrieren:

_____

_____

_____

Ernährungstagebuch                    Datum:

| Mahl-zeit [5] (F, Z, M, A) | Uhrzeit | Was? | Portions-größe (ca. Angaben) | Gefühl Nach 30 Min | Gefühl Nach 60 Min |
|---|---|---|---|---|---|
|  | : |  |  |  |  |
|  | : |  |  |  |  |
|  | : |  |  |  |  |
|  | : |  |  |  |  |
|  | : |  |  |  |  |
|  | : |  |  |  |  |

[5] **F**rühstück, **Z**wischenmahlzeit, **M**ittagessen, **A**bendessen

# Tag 35

Nenne drei positive Dinge, die dir heute passiert sind!

🐾

_____

🐾

_____

🐾

_____


Welche Glaubenssätze haben dich heute verfolgt:

_____

_____

_____


Nenne etwas, wofür du heute dankbar warst:

_____

_____

_____

Kreuze an: Konntest du dich heute sportlich betätigen?

Ja / Nein

Hast du die Möglichkeit genutzt, deinen Alltag sportlicher zu gestalten?

Ja / Nein

Wenn Ja, wie konntest du den Sport in den Alltag integrieren:

_____

_____

_____

Ernährungstagebuch                    Datum:

| Mahlzeit [6] (F, Z, M, A) | Uhrzeit | Was? | Portionsgröße (ca. Angaben) | Gefühl Nach 30 Min | Gefühl Nach 60 Min |
|---|---|---|---|---|---|
|  | : |  |  |  |  |
|  | : |  |  |  |  |
|  | : |  |  |  |  |
|  | : |  |  |  |  |
|  | : |  |  |  |  |
|  | : |  |  |  |  |

---

[6] **F**rühstück, **Z**wischenmahlzeit, **M**ittagessen, **A**bendessen

# Tag 36

Nenne drei positive Dinge, die dir heute passiert sind!

🐾

_____

🐾

_____

🐾

_____


Welche Glaubenssätze haben dich heute verfolgt:

_____

_____

_____


Nenne etwas, wofür du heute dankbar warst:

_____

_____

_____

Kreuze an: Konntest du dich heute sportlich betätigen?

Ja / Nein

Hast du die Möglichkeit genutzt, deinen Alltag sportlicher zu gestalten?

Ja / Nein

Wenn Ja, wie konntest du den Sport in den Alltag integrieren:

_____

_____

_____

**Finde deinen Ankerort:**

Nach Möglichkeit suchen wir einen Platz, der sich permanent verändert. Dies kann z. B. Jahreszeiten bedingt sein. Dein Platz soll dich in den kommen Monaten öfter begleiten, wähle also einen Platz, den du ohne großen Aufwand aufsuchen kannst. Sehr geeignet sind somit also jegliche Örtlichkeiten in der Natur oder schnell veränderter Umgebung. Deine Aufgabe ist:

Finde einen Ort, an dem du dich wohlfühlst und lasse dich für einige Zeit an dieser Stelle nieder. Verzichte für mindestens 30 Minuten auf jegliche Ablenkung (wie z. B. Smartphones, Bücher, etc.). Wenn du nach 30 Minuten ein positives, gestärktes Gefühl verspürst greif nach deinem Handy oder Kamera und füge hier unten ein Bild ein.

Rufe in den nächsten Monaten dieses Bild immer dann auf, wenn du dich gestresst fühlst. Atme dann 8-mal tief ein und erinnere dich an die ersten 30 Minuten als du deinen Ort gefunden hast.

Ernährungstagebuch          Datum:

| Mahl-zeit [7] (F, Z, M, A) | Uhrzeit | Was? | Portions-größe (ca. Anga-ben) | Gefühl Nach 30 Min | Gefühl Nach 60 Min |
|---|---|---|---|---|---|
|  | : |  |  |  |  |
|  | : |  |  |  |  |
|  | : |  |  |  |  |
|  | : |  |  |  |  |
|  | : |  |  |  |  |
|  | : |  |  |  |  |

---

[7] **F**rühstück, **Z**wischenmahlzeit, **M**ittagessen, **A**bendessen

# Tag 37

Nenne drei positive Dinge, die dir heute passiert sind!

    🐾

_____

    🐾

_____

    🐾

_____


Welche Glaubenssätze haben dich heute verfolgt:

_____

_____

_____


Nenne etwas, wofür du heute dankbar warst:

_____

_____

_____

Kreuze an: Konntest du dich heute sportlich betätigen?

Ja / Nein

Hast du die Möglichkeit genutzt, deinen Alltag sportlicher zu gestalten?

Ja / Nein

Wenn Ja, wie konntest du den Sport in den Alltag integrieren:

_____

_____

_____

Ernährungstagebuch                    Datum:

| Mahl-zeit [8] (F, Z, M, A) | Uhrzeit | Was? | Portions-größe (ca. Angaben) | Gefühl Nach 30 Min | Gefühl Nach 60 Min |
|---|---|---|---|---|---|
| | : | | | | |
| | : | | | | |
| | : | | | | |
| | : | | | | |
| | : | | | | |
| | : | | | | |

---

[8] **F**rühstück, **Z**wischenmahlzeit, **M**ittagessen, **A**bendessen

# Tag 38

Nenne drei positive Dinge, die dir heute passiert sind!

🐾 _____

🐾 _____

🐾 _____


Welche Glaubenssätze haben dich heute verfolgt:

_____

_____

_____


Nenne etwas, wofür du heute dankbar warst:

_____

_____

_____

Kreuze an: Konntest du dich heute sportlich betätigen?

Ja / Nein

Hast du die Möglichkeit genutzt, deinen Alltag sportlicher zu gestalten?

Ja / Nein

Wenn Ja, wie konntest du den Sport in den Alltag integrieren:

_____

_____

_____

## Deine Aufgabe

- Bewerte morgens deinen Tageszustand mit der Ampel.
- Suche dir nun die passenden Tätigkeiten für den Tag heraus. Wenn du die Möglichkeit hast, mache das, was zu deinem Zustand passt. Wer viel Energie und wenig Konzentration hat, kann wohl eher einen Marathon laufen, als wenn es andersherum wäre.

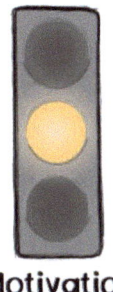 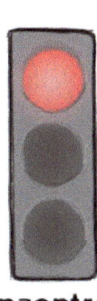 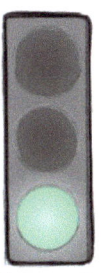

**Motivation**    **Konzentration**    **Energie**

Ernährungstagebuch                    Datum:

| Mahl-zeit [9] (F, Z, M, A) | Uhrzeit | Was? | Portions-größe (ca. Angaben) | Gefühl Nach 30 Min | Gefühl Nach 60 Min |
|---|---|---|---|---|---|
|  | : |  |  |  |  |
|  | : |  |  |  |  |
|  | : |  |  |  |  |
|  | : |  |  |  |  |
|  | : |  |  |  |  |
|  | : |  |  |  |  |

---

[9] **F**rühstück, **Z**wischenmahlzeit, **M**ittagessen, **A**bendessen

# Tag 39

Nenne drei positive Dinge, die dir heute passiert sind!

🐾

_____

🐾

_____

🐾

_____


Welche Glaubenssätze haben dich heute verfolgt:

_____

_____

_____


Nenne etwas, wofür du heute dankbar warst:

_____

_____

_____

Kreuze an: Konntest du dich heute sportlich betätigen?

Ja / Nein

Hast du die Möglichkeit genutzt, deinen Alltag sportlicher zu gestalten?

Ja / Nein

Wenn Ja, wie konntest du den Sport in den Alltag integrieren:

_____

_____

_____

Ernährungstagebuch          Datum:

| Mahl-zeit [10] (F, Z, M, A) | Uhrzeit | Was? | Portions-größe (ca. Anga-ben) | Gefühl Nach 30 Min | Gefühl Nach 60 Min |
|---|---|---|---|---|---|
|  | : |  |  |  |  |
|  | : |  |  |  |  |
|  | : |  |  |  |  |
|  | : |  |  |  |  |
|  | : |  |  |  |  |
|  | : |  |  |  |  |

---

[10] **F**rühstück, **Z**wischenmahlzeit, **M**ittagessen, **A**bendessen

# Tag 40

Nenne drei positive Dinge, die dir heute passiert sind!

- 🐾 _____

- 🐾 _____

- 🐾 _____


Welche Glaubenssätze haben dich heute verfolgt:

_____

_____

_____


Nenne etwas, wofür du heute dankbar warst:

_____

_____

_____

Kreuze an: Konntest du dich heute sportlich betätigen?

Ja / Nein

Hast du die Möglichkeit genutzt, deinen Alltag sportlicher zu gestalten?

Ja / Nein

Wenn Ja, wie konntest du den Sport in den Alltag integrieren:

_____

_____

_____

Ernährungstagebuch          Datum:

| Mahl-zeit [11] (F, Z, M, A) | Uhrzeit | Was? | Portions-größe (ca. Angaben) | Gefühl Nach 30 Min | Gefühl Nach 60 Min |
|---|---|---|---|---|---|
| | : | | | | |
| | : | | | | |
| | : | | | | |
| | : | | | | |
| | : | | | | |
| | : | | | | |

---

[11] **F**rühstück, **Z**wischenmahlzeit, **M**ittagessen, **A**bendessen

# Tag 41

**Nenne** drei positive Dinge, die dir heute passiert sind!

🐾

_____

🐾

_____

🐾

_____


**Welche** Glaubenssätze haben dich heute verfolgt:

_____

_____

_____


**Nenne** etwas, wofür du heute dankbar warst:

_____

_____

_____

Kreuze an: Konntest du dich heute sportlich betätigen?

Ja / Nein

Hast du die Möglichkeit genutzt, deinen Alltag sportlicher zu gestalten?

Ja / Nein

Wenn Ja, wie konntest du den Sport in den Alltag integrieren:

_____

_____

_____

Ernährungstagebuch          Datum:

| Mahlzeit [12] (F, Z, M, A) | Uhrzeit | Was? | Portionsgröße (ca. Angaben) | Gefühl Nach 30 Min | Gefühl Nach 60 Min |
|---|---|---|---|---|---|
| | : | | | | |
| | : | | | | |
| | : | | | | |
| | : | | | | |
| | : | | | | |
| | : | | | | |

---

[12] **F**rühstück, **Z**wischenmahlzeit, **M**ittagessen, **A**bendessen

# Tag 42

Nenne drei positive Dinge, die dir heute passiert sind!

   🐾

_____

   🐾

_____

   🐾

_____


Welche Glaubenssätze haben dich heute verfolgt:

_____

_____

_____


Nenne etwas, wofür du heute dankbar warst:

_____

_____

_____

Kreuze an: Konntest du dich heute sportlich betätigen?

Ja / Nein

Hast du die Möglichkeit genutzt, deinen Alltag sportlicher zu gestalten?

Ja / Nein

Wenn Ja, wie konntest du den Sport in den Alltag integrieren:

_____

_____

_____

## Hunger kennenlernen:

- Wann setzt der Hunger ein? Nach Uhrzeit oder ist es unterschiedlich?
- Wie fühlt sich Hunger überhaupt an? Beschreibe das doch einmal!
- Wie reagierst du mental auf das Hungergefühl? Wirst du quengelig? Vielleicht sogar aggressiv?

- Wie reagierst du körperlich auf das Gefühl? Fühlst du dich schwach oder aufgekratzt?
- Auf was hast du Hunger? Ist es etwas Bestimmtes oder ist es dir egal, was du bekommst, um deinen Hunger zu stillen?

_____

_____

_____

Ernährungstagebuch          Datum:

| Mahl-zeit [13] (F, Z, M, A) | Uhrzeit | Was? | Portions-größe (ca. Anga-ben) | Gefühl Nach 30 Min | Gefühl Nach 60 Min |
|---|---|---|---|---|---|
|  | : |  |  |  |  |
|  | : |  |  |  |  |
|  | : |  |  |  |  |
|  | : |  |  |  |  |
|  | : |  |  |  |  |
|  | : |  |  |  |  |

---

[13] **F**rühstück, **Z**wischenmahlzeit, **M**ittagessen, **A**bendessen

# Tag 43

Nenne drei positive Dinge, die dir heute passiert sind!

   🐾

_____

   🐾

_____

   🐾

_____

Welche Glaubenssätze haben dich heute verfolgt:

_____

_____

_____

Nenne etwas, wofür du heute dankbar warst:

_____

_____

_____

Kreuze an: Konntest du dich heute sportlich betätigen?

Ja / Nein

Hast du die Möglichkeit genutzt, deinen Alltag sportlicher zu gestalten?

Ja / Nein

Wenn Ja, wie konntest du den Sport in den Alltag integrieren:

_____

_____

_____

Ernährungstagebuch          Datum:

| Mahl-zeit [14] (F, Z, M, A) | Uhrzeit | Was? | Portions-größe (ca. Anga-ben) | Gefühl Nach 30 Min | Gefühl Nach 60 Min |
|---|---|---|---|---|---|
|  | : |  |  |  |  |
|  | : |  |  |  |  |
|  | : |  |  |  |  |
|  | : |  |  |  |  |
|  | : |  |  |  |  |
|  | : |  |  |  |  |

---

[14] **F**rühstück, **Z**wischenmahlzeit, **M**ittagessen, **A**bendessen

# Tag 44

Nenne drei positive Dinge, die dir heute passiert sind!

🐾

🐾

🐾

Welche Glaubenssätze haben dich heute verfolgt:

Nenne etwas, wofür du heute dankbar warst:

Kreuze an: Konntest du dich heute sportlich betätigen?

Ja / Nein

Hast du die Möglichkeit genutzt, deinen Alltag sportlicher zu gestalten?

Ja / Nein

Wenn Ja, wie konntest du den Sport in den Alltag integrieren:

_____

_____

_____

Ernährungstagebuch         Datum:

| Mahl-zeit [15] (F, Z, M, A) | Uhrzeit | Was? | Portions-größe (ca. Angaben) | Gefühl Nach 30 Min | Gefühl Nach 60 Min |
|---|---|---|---|---|---|
| | : | | | | |
| | : | | | | |
| | : | | | | |
| | : | | | | |
| | : | | | | |
| | : | | | | |

---

[15] **F**rühstück, **Z**wischenmahlzeit, **M**ittagessen, **A**bendessen

# Tag 45

Nenne drei positive Dinge, die dir heute passiert sind!

- 🐾
- 🐾
- 🐾

Welche Glaubenssätze haben dich heute verfolgt:

Nenne etwas, wofür du heute dankbar warst:

Kreuze an: Konntest du dich heute sportlich betätigen?

Ja / Nein

Hast du die Möglichkeit genutzt, deinen Alltag sportlicher zu gestalten?

Ja / Nein

Wenn Ja, wie konntest du den Sport in den Alltag integrieren:

_____

_____

_____

## Deine Aufgabe

Daher wollen wir in diesem Schritt eine Playlist erschaffen, die uns locker flockig die neue Herausforderung angehen lässt. Dabei sollte die Musik, die wir wählen, motivierend und wohlwollend klingen (was das für jeden Einzelnen bedeutet, muss jeder selbst entscheiden):

Befolge folgende drei Schritte für einen guten Start in den Tag:

- Gehe in deinen Streamingdienst-Account und suche in deinen favorisierten Playlists alle Lieder mit demotivierenden Texten heraus (z. B. „Ich habe keinen Bock", „Komplett im Arsch", etc.):
- Verbanne diese nun für die Dauer dieses Projekts von deiner „Auf-dem-Weg-zur-Arbeit-Playlist" oder „Auf-dem-Weg-ins-Fitnessstudio-Playlist".
- Im nächsten Schritt ersetze die Lücke durch Lieder, die dir gute Laune bringen (z. B. Zara Larsson, etc.)

Ernährungstagebuch                    Datum:

| Mahl-zeit [16] (F, Z, M, A) | Uhrzeit | Was? | Portions-größe (ca. Anga-ben) | Gefühl Nach 30 Min | Gefühl Nach 60 Min |
|---|---|---|---|---|---|
|  | : |  |  |  |  |
|  | : |  |  |  |  |
|  | : |  |  |  |  |
|  | : |  |  |  |  |
|  | : |  |  |  |  |
|  | : |  |  |  |  |

---

[16] **F**rühstück, **Z**wischenmahlzeit, **M**ittagessen, **A**bendessen

# Tag 46

Nenne drei positive Dinge, die dir heute passiert sind!

🐾
_____

🐾
_____

🐾
_____

Welche Glaubenssätze haben dich heute verfolgt:

_____

_____

_____

Nenne etwas, wofür du heute dankbar warst:

_____

_____

_____

Kreuze an: Konntest du dich heute sportlich betätigen?

Ja / Nein

Hast du die Möglichkeit genutzt; deinen Alltag sportlicher zu gestalten?

Ja / Nein

Wenn Ja, wie konntest du den Sport in den Alltag integrieren:

_____

_____

_____

Ernährungstagebuch          Datum:

| Mahlzeit [17] (F, Z, M, A) | Uhrzeit | Was? | Portionsgröße (ca. Angaben) | Gefühl nach 30 Min | Gefühl nach 60 Min |
|---|---|---|---|---|---|
|  | : |  |  |  |  |
|  | : |  |  |  |  |
|  | : |  |  |  |  |
|  | : |  |  |  |  |
|  | : |  |  |  |  |
|  | : |  |  |  |  |

---

[17] **F**rühstück, **Z**wischenmahlzeit, **M**ittagessen, **A**bendessen

# Tag 47

Nenne drei positive Dinge, die dir heute passiert sind!

- 
- 
- 

Welche Glaubenssätze haben dich heute verfolgt:




Nenne etwas, wofür du heute dankbar warst:

Kreuze an: Konntest du dich heute sportlich betätigen?

Ja / Nein

Hast du die Möglichkeit genutzt, deinen Alltag sportlicher zu gestalten?

Ja / Nein

Wenn Ja, wie konntest du den Sport in den Alltag integrieren:

_____

_____

_____

Ernährungstagebuch          Datum:

| Mahl-zeit [18] (F, Z, M, A) | Uhrzeit | Was? | Portions-größe (ca. Anga-ben) | Gefühl Nach 30 Min | Gefühl Nach 60 Min |
|---|---|---|---|---|---|
| | : | | | | |
| | : | | | | |
| | : | | | | |
| | : | | | | |
| | : | | | | |
| | : | | | | |

---

[18] **F**rühstück, **Z**wischenmahlzeit, **M**ittagessen, **A**bendessen

# Tag 48

Nenne drei positive Dinge, die dir heute passiert sind!

🐾

---

🐾

---

🐾

---

Welche Glaubenssätze haben dich heute verfolgt:

---

---

---

Nenne etwas, wofür du heute dankbar warst:

---

---

---

Kreuze an: Konntest du dich heute sportlich betätigen?

Ja / Nein

Hast du die Möglichkeit genutzt, deinen Alltag sportlicher zu gestalten?

Ja / Nein

Wenn Ja, wie konntest du den Sport in den Alltag integrieren:

_____

_____

_____

### Deine Aufgabe

Dinge, die uns am meisten beschäftigen, sind die Dinge, die wir nie ausprobiert haben. Wir bereuen nicht das, etwas schiefging. Wir bereuen das, was wir nicht erfahren haben. Im Streben nach einem ganzheitlichen Bild beschäftigen uns diese Dinge über Gebühr. Das können kleine Erfahrungen sein wie in dem Beispiel der alten Dame. Es können aber auch Erfahrungen sein, die uns länger begleiten wie das Lernen einer Sprache oder eines Instruments.

Um diese Dinge zu ermitteln, musst du dir folgende Fragen stellen:

- Was sind die Erfahrungen, die du immer schon machen wolltest?
- Was hat dich als Kind fasziniert, und wurde dir von Autoritäten verboten?
- Was hält dich davon ab, es zu tun?
- Wie schaffe ich es, diese Erfahrungen zu machen? Was sind die drei oder vier Schritte, die es mir ermöglichen, einen ersten Versuch in diese Richtung zu unternehmen?

Ernährungstagebuch                Datum:

| Mahl-zeit [19] (F, Z, M, A) | Uhrzeit | Was? | Portions-größe (ca. Anga-ben) | Gefühl Nach 30 Min | Gefühl Nach 60 Min |
|---|---|---|---|---|---|
| | : | | | | |
| | : | | | | |
| | : | | | | |
| | : | | | | |
| | : | | | | |
| | : | | | | |

---

[19] **F**rühstück, **Z**wischenmahlzeit, **M**ittagessen, **A**bendessen

# Tag 49

Nenne drei positive Dinge, die dir heute passiert sind!

🐾

_____

🐾

_____

🐾

_____


Welche Glaubenssätze haben dich heute verfolgt:

_____

_____

_____


Nenne etwas, wofür du heute dankbar warst:

_____

_____

_____

Kreuze an: Konntest du dich heute sportlich betätigen?

Ja / Nein

Hast du die Möglichkeit genutzt, deinen Alltag sportlicher zu gestalten?

Ja / Nein

Wenn Ja, wie konntest du den Sport in den Alltag integrieren:

_____

_____

_____

**Erstelle deine Aktionsliste:** Breche deine Ziele auf einzelne Aktionen herunter und versehe diese mit einem Datum und weiteren Informationen,

| Aktion | Bis wann? | Wer? | Details? | Status |
|---|---|---|---|---|
| *Anruf ....* | *15.01.2021* | *Ich* | *Kontaktdaten: ....* | *In Bearbeitung* |
| | | | | |
| | | | | |
| | | | | |
| | | | | |
| | | | | |

Ernährungstagebuch          Datum:

| Mahl-zeit [20] (F, Z, M, A) | Uhrzeit | Was? | Portions-größe (ca. Anga-ben) | Gefühl Nach 30 Min | Gefühl Nach 60 Min |
|---|---|---|---|---|---|
| | : | | | | |
| | : | | | | |
| | : | | | | |
| | : | | | | |
| | : | | | | |
| | : | | | | |

---

[20] **F**rühstück, **Z**wischenmahlzeit, **M**ittagessen, **A**bendessen

# Tag 50

Nenne drei positive Dinge, die dir heute passiert sind!

🐾

🐾

🐾

Nenne etwas, wofür du heute dankbar warst:




Kreuze an: Konntest du dich heute sportlich betätigen?

Ja / Nein

Hast du die Möglichkeit genutzt, deinen Alltag sportlicher zu gestalten?

Ja / Nein

**Wenn Ja, wie konntest du den Sport in den Alltag integrieren:**

_____

_____

_____

### Deine Aufgabe

Prüfe deine Glaubenssätze. Sind deine Glaubenssätze „nur" nach dem Motto „ich kann das nicht" oder beleidigst du dich selbst ala "ich bin fett?"

Welche Glaubenssätze/abwertende Gedanken haben dich heute verfolgt?

_____

_____

_____

Ernährungstagebuch        Datum:

| Mahl-zeit [21] (F, Z, M, A) | Uhrzeit | Was? | Portions-größe (ca. Angaben) | Gefühl Nach 30 Min | Gefühl Nach 60 Min |
|---|---|---|---|---|---|
|  | : |  |  |  |  |
|  | : |  |  |  |  |
|  | : |  |  |  |  |
|  | : |  |  |  |  |
|  | : |  |  |  |  |
|  | : |  |  |  |  |

---

[21] **F**rühstück, **Z**wischenmahlzeit, **M**ittagessen, **A**bendessen

# Tag 51

Nenne drei positive Dinge, die dir heute passiert sind!

    🐾

---

    🐾

---

    🐾

---

Welche Glaubenssätze haben dich heute verfolgt:

Nenne etwas, wofür du heute dankbar warst:

Kreuze an: Konntest du dich heute sportlich betätigen?

Ja / Nein

Hast du die Möglichkeit genutzt, deinen Alltag sportlicher zu gestalten?

Ja / Nein

Wenn Ja, wie konntest du den Sport in den Alltag integrieren:

_____

_____

_____

Ernährungstagebuch    Datum:

| Mahl-zeit [22] (F, Z, M, A) | Uhrzeit | Was? | Portions-größe (ca. Anga-ben) | Gefühl Nach 30 Min | Gefühl Nach 60 Min |
|---|---|---|---|---|---|
| | : | | | | |
| | : | | | | |
| | : | | | | |
| | : | | | | |
| | : | | | | |
| | : | | | | |

---

[22] **F**rühstück, **Z**wischenmahlzeit, **M**ittagessen, **A**bendessen

# Tag 52

Nenne drei positive Dinge, die dir heute passiert sind!

🐾 _____

🐾 _____

🐾 _____

Welche Glaubenssätze/abwertende Gedanken haben dich heute verfolgt?

_____

_____

_____

Nenne etwas, wofür du heute dankbar warst:

_____

_____

Kreuze an: Konntest du dich heute sportlich betätigen?

Ja / Nein

Hast du die Möglichkeit genutzt, deinen Alltag sportlicher zu gestalten?

Ja / Nein

Wenn Ja, wie konntest du den Sport in den Alltag integrieren:

_____

_____

_____

- Was siehst du auf dem Teller? Welche Farben und welche Formen?
- Was riechst du? Verändert sich der Geruch, wenn die Gabel näher zum Mund kommt?
- Was schmeckst du? Was schmeckst du, wenn du die Gabel in den Mund schiebst?
- Wie schmeckt es nach zwei Mal kauen? Wie verändert sich der Geschmack, wenn du zehn Mal gekaut hast? Oder zwanzig Mal?
- Kannst du fühlen, wie sich deine Nahrung den Weg durch die Speiseröhre sucht? Gibt es dafür eine Beschreibung?

_____

_____

_____

Ernährungstagebuch          Datum:

| Mahl-zeit [23] (F, Z, M, A) | Uhrzeit | Was? | Portions-größe (ca. Anga-ben) | Gefühl Nach 30 Min | Gefühl Nach 60 Min |
|---|---|---|---|---|---|
| | : | | | | |
| | : | | | | |
| | : | | | | |
| | : | | | | |
| | : | | | | |
| | : | | | | |

---

[23] **F**rühstück, **Z**wischenmahlzeit, **M**ittagessen, **A**bendessen

# Tag 53

Nenne drei positive Dinge, die dir heute passiert sind!

- _____
- _____
- _____

Welche Glaubenssätze/abwertende Gedanken haben dich heute verfolgt?

_____

_____

_____

Nenne etwas, wofür du heute dankbar warst:

_____

_____

Kreuze an: Konntest du dich heute sportlich betätigen?

Ja / Nein

Hast du die Möglichkeit genutzt, deinen Alltag sportlicher zu gestalten?

Ja / Nein

Wenn Ja, wie konntest du den Sport in den Alltag integrieren:

_____

_____

_____

Ernährungstagebuch          Datum:

| Mahl-zeit [24] (F, Z, M, A) | Uhrzeit | Was? | Portions-größe (ca. Anga-ben) | Gefühl Nach 30 Min | Gefühl Nach 60 Min |
|---|---|---|---|---|---|
| | : | | | | |
| | : | | | | |
| | : | | | | |
| | : | | | | |
| | : | | | | |
| | : | | | | |

---

[24] **F**rühstück, **Z**wischenmahlzeit, **M**ittagessen, **A**bendessen

# Tag 54

Nenne drei positive Dinge, die dir heute passiert sind!

🐾
_____

🐾
_____

🐾
_____


Welche Glaubenssätze/abwertende Gedanken haben dich heute verfolgt?

_____

_____

_____


Nenne etwas, wofür du heute dankbar warst:

_____

_____

_____

Kreuze an: Konntest du dich heute sportlich betätigen?

Ja / Nein

Hast du die Möglichkeit genutzt, deinen Alltag sportlicher zu gestalten?

Ja / Nein

Wenn Ja, wie konntest du den Sport in den Alltag integrieren:

_____

_____

_____

Ernährungstagebuch					Datum:

| Mahl-zeit [25] (F, Z, M, A) | Uhrzeit | Was? | Portions-größe (ca. Anga-ben) | Gefühl Nach 30 Min | Gefühl Nach 60 Min |
|---|---|---|---|---|---|
| | : | | | | |
| | : | | | | |
| | : | | | | |
| | : | | | | |
| | : | | | | |
| | : | | | | |

---

[25] **F**rühstück, **Z**wischenmahlzeit, **M**ittagessen, **A**bendessen

# Tag 55

Nenne drei positive Dinge, die dir heute passiert sind!

🐾

---

🐾

---

🐾

---

Welche Glaubenssätze haben dich heute verfolgt:

---

---

---

Nenne etwas, wofür du heute dankbar warst:

---

---

---

Kreuze an: Konntest du dich heute sportlich betätigen?

Ja / Nein

Hast du die Möglichkeit genutzt, deinen Alltag sportlicher zu gestalten?

Ja / Nein

Wenn Ja, wie konntest du den Sport in den Alltag integrieren:

_____

_____

_____

Ernährungstagebuch                    Datum:

| Mahl-zeit [26] (F, Z, M, A) | Uhrzeit | Was? | Portions-größe (ca. Anga-ben) | Gefühl Nach 30 Min | Gefühl Nach 60 Min |
|---|---|---|---|---|---|
|  | : |  |  |  |  |
|  | : |  |  |  |  |
|  | : |  |  |  |  |
|  | : |  |  |  |  |
|  | : |  |  |  |  |
|  | : |  |  |  |  |

---

[26] **F**rühstück, **Z**wischenmahlzeit, **M**ittagessen, **A**bendessen

# Tag 56

Nenne drei positive Dinge, die dir heute passiert sind!

🐾

_____

🐾

_____

🐾

_____

Welche Glaubenssätze/abwertende Gedanken haben dich heute verfolgt?

_____

_____

_____

Nenne etwas, wofür du heute dankbar warst:

_____

_____

_____

Kreuze an: Konntest du dich heute sportlich betätigen?

Ja / Nein

Hast du die Möglichkeit genutzt, deinen Alltag sportlicher zu gestalten?

Ja / Nein

Wenn Ja, wie konntest du den Sport in den Alltag integrieren:

_____

_____

_____

### Deine Aufgabe

Nimm dir nun die Zeit, um dir Gedanken zu machen, wie du gerne sein möchtest. Dabei spielt es erst mal keine Rolle, wie unrealistisch deine „Vision" von dir ist. Stelle dir einfach die perfekte Welt vor. Wir wollen ein Bild von uns zeichnen. Schnappe dir ein paar Zeitschriften (oder nutze Google). Durchblättere die Zeitschriften oder durchforste das Internet nach Bildern, die dich und deine Facetten am besten repräsentieren. Greife dir dann einen Zeichenblock oder großes Blatt Papier. Unter der Überschrift „Mein neues Selbstbild" klebst du nun alle Bilder darunter auf.

Bedenke auch hier die vielen Gesichter deiner Persönlichkeit. Denke an deine Arbeit, deine Ehrenämter, Freunde und Hobbys. Was macht dir Spaß? Wenn du zum Beispiel gerne Gäste hast, dann suche nach einem gedeckten Tisch oder einem tollen Mahl.

Ernährungstagebuch                    Datum:

| Mahl-zeit [27] (F, Z, M, A) | Uhrzeit | Was? | Portions-größe (ca. Angaben) | Gefühl Nach 30 Min | Gefühl Nach 60 Min |
|---|---|---|---|---|---|
|  | : |  |  |  |  |
|  | : |  |  |  |  |
|  | : |  |  |  |  |
|  | : |  |  |  |  |
|  | : |  |  |  |  |
|  | : |  |  |  |  |

---

[27] **F**rühstück, **Z**wischenmahlzeit, **M**ittagessen, **A**bendessen

# AUFGABEN DER PHASE III
## Für die Dauer von 4 Wochen

# Tag 57

Nenne drei positive Dinge, die dir heute passiert sind!

🐾
_____

🐾
_____

🐾
_____


Welche Glaubenssätze/abwertende Gedanken haben dich heute verfolgt?

_____

_____

_____


Nenne etwas, wofür du heute dankbar warst:

_____

_____

_____

Kreuze an: Konntest du dich heute sportlich betätigen?

Ja / Nein

Hast du die Möglichkeit genutzt, deinen Alltag sportlicher zu gestalten?

Ja / Nein

Wenn Ja, wie konntest du den Sport in den Alltag integrieren:

_____

_____

_____


### Deine Aufgabe

Gönne dir eine Stunde am Tag, in der du dir Zeit nimmst, etwas Neues zu tun. Dinge, die du vielleicht schon immer machen wolltest, die dich interessiert haben oder die du als Herausforderung siehst. Dabei kannst du selbst wählen, ob du dir jeden Tag ein neues Thema vornimmst oder du vielleicht diese Stunde für eine Zeit lang nur einem Thema widmest und dieses vertiefst.

Was habe ich heute Neues gelernt?

_____

_____

# Tag 58

Nenne drei positive Dinge, die dir heute passiert sind!

🐾

_____

🐾

_____

🐾

_____


Welche Glaubenssätze/abwertende Gedanken haben dich heute verfolgt?

_____

_____

_____


Nenne etwas, wofür du heute dankbar warst:

_____

_____

Kreuze an: Konntest du dich heute sportlich betätigen?

Ja / Nein

Hast du die Möglichkeit genutzt, deinen Alltag sportlicher zu gestalten?

Ja / Nein

Wenn Ja, wie konntest du den Sport in den Alltag integrieren:

_____

_____

_____

Was habe ich heute Neues gelernt?

_____

_____

## Tracke deine Ziele

Trage Links dein Ziel ein und markiere grün oder rot, wenn du an deinem Ziel gearbeitet hast.

| Ziel | Mo | Di | Mi | Do | Fr | SA | SO |
|---|---|---|---|---|---|---|---|
|  |  |  |  |  |  |  |  |
|  |  |  |  |  |  |  |  |

Nimm dein Ernährungstagebuch zur Hand. Prüfe deine Ernährungsprotokolle auf folgende Dinge und markiere diese:

- Fast Food-Restaurant-Besuche.
- Verarbeitete Lebensmittel, wie zum Beispiel Tiefkühlpizza oder Fertigsoßen und Dressing.
- Hoher Zuckerkonsum.
- Einseitige Ernährung, finde ich überhaupt Salat oder Gemüse in meinem Ernährungsplan?

# Tag 59

**Nenne** drei positive Dinge, die dir heute passiert sind!

🐾
_____

🐾
_____

🐾
_____

**Welche** Glaubenssätze/abwertende Gedanken haben dich heute verfolgt?

_____

_____

_____

**Nenne** etwas, wofür du heute dankbar warst:

_____

_____

_____

Kreuze an: Konntest du dich heute sportlich betätigen?

Ja / Nein

Hast du die Möglichkeit genutzt, deinen Alltag sportlicher zu gestalten?

Ja / Nein

Wenn Ja, wie konntest du den Sport in den Alltag integrieren:

_____

_____

_____

Was habe ich heute Neues gelernt?

_____

_____

## Tracke deine Ziele

Trage Links dein Ziel ein und markiere grün oder rot, wenn du an deinem Ziel gearbeitet hast.

| Ziel | Mo | Di | Mi | Do | Fr | SA | SO |
|---|---|---|---|---|---|---|---|
|  |  |  |  |  |  |  |  |
|  |  |  |  |  |  |  |  |

# Tag 60

Nenne drei positive Dinge, die dir heute passiert sind!

🐾

_____

🐾

_____

🐾

_____

Welche Glaubenssätze/abwertende Gedanken haben dich heute verfolgt?

_____

_____

_____

Nenne etwas, wofür du heute dankbar warst:

_____

_____

Kreuze an: Konntest du dich heute sportlich betätigen?

Ja / Nein

Hast du die Möglichkeit genutzt, deinen Alltag sportlicher zu gestalten?

Ja / Nein

Wenn Ja, wie konntest du den Sport in den Alltag integrieren:

_____

_____

_____

Was habe ich heute Neues gelernt?

_____

_____

## Tracke deine Ziele

Trage Links dein Ziel ein und markiere grün oder rot, wenn du an deinem Ziel gearbeitet hast.

| Ziel | Mo | Di | Mi | Do | Fr | SA | SO |
|---|---|---|---|---|---|---|---|
|  |  |  |  |  |  |  |  |
|  |  |  |  |  |  |  |  |

# Tag 61

Nenne drei positive Dinge, die dir heute passiert sind!

🐾 _____

🐾 _____

🐾 _____

Welche Glaubenssätze/abwertende Gedanken haben dich heute verfolgt?

_____

_____

_____

Nenne etwas, wofür du heute dankbar warst:

_____

_____

_____

Kreuze an: Konntest du dich heute sportlich betätigen?

Ja / Nein

Hast du die Möglichkeit genutzt, deinen Alltag sportlicher zu gestalten?

Ja / Nein

Wenn Ja, wie konntest du den Sport in den Alltag integrieren:

_____

_____

_____

Was habe ich heute Neues gelernt?

_____

_____

## Tracke deine Ziele

Trage Links dein Ziel ein und markiere grün oder rot, wenn du an deinem Ziel gearbeitet hast.

| Ziel | Mo | Di | Mi | Do | Fr | SA | SO |
|---|---|---|---|---|---|---|---|
|  |  |  |  |  |  |  |  |
|  |  |  |  |  |  |  |  |

## Mach mal Pause

Bewusst essen heißt, auch bewusst eine Pause zu machen. Bei deinen nächsten Mahlzeiten versuche, nicht einfach nur Essen in dich hineinzuschaufeln, sondern gönne dir die Zeit beim Essen. Zeit lassen bedeutet vor allem zwei Dinge:

Als Erstes solltest du ausreichend kauen. Bei dieser Aufgabe darfst du bei dir selbst mitzählen. Solltest du bei unter zehn Mal kauen landen, wird es Zeit, dass du dieses deutlich erhöhst. Erinnere dich an die letzten Ernährungsphasen und nutze das auch, um zu schmecken, wie sich das Essen durch das Kauen verändert. Peile an, deine Durschnittkauanzahl mindestens zu verdoppeln.

Als Zweites darfst du auch dein Besteck aus der Hand legen. Lege, wenn du die Hälfte deines Tellers bereits gegessen hast, das Besteck auf den Tisch. Stehe auf und hole dir ein Glas Wasser oder unterhalte dich. Nutze die Pause, um den Essvorgang zu entschleunigen.

# Tag 62

Nenne drei positive Dinge, die dir heute passiert sind!

- 
- 
- 

Welche Glaubenssätze/abwertende Gedanken haben dich heute verfolgt?

_____

_____

_____

Nenne etwas, wofür du heute dankbar warst:

_____

_____

Kreuze an: Konntest du dich heute sportlich betätigen?

Ja / Nein

Hast du die Möglichkeit genutzt, deinen Alltag sportlicher zu gestalten?

Ja / Nein

Wenn Ja, wie konntest du den Sport in den Alltag integrieren:

_____

_____

_____


Was habe ich heute Neues gelernt?

_____

_____

## Tracke deine Ziele

Trage Links dein Ziel ein und markiere grün oder rot, wenn du an deinem Ziel gearbeitet hast.

| Ziel | Mo | Di | Mi | Do | Fr | SA | SO |
|---|---|---|---|---|---|---|---|
|  |  |  |  |  |  |  |  |
|  |  |  |  |  |  |  |  |

# Tag 63

Nenne drei positive Dinge, die dir heute passiert sind!

🐾
_____

🐾
_____

🐾
_____


Welche Glaubenssätze/abwertende Gedanken haben dich heute verfolgt?

_____

_____

_____


Nenne etwas, wofür du heute dankbar warst:

_____

_____

_____

Kreuze an: Konntest du dich heute sportlich betätigen?

Ja / Nein

Hast du die Möglichkeit genutzt, deinen Alltag sportlicher zu gestalten?

Ja / Nein

Wenn Ja, wie konntest du den Sport in den Alltag integrieren:

_____

_____

_____

Was habe ich heute Neues gelernt?

_____

_____

## Tracke deine Ziele

Trage Links dein Ziel ein und markiere grün oder rot, wenn du an deinem Ziel gearbeitet hast.

| Ziel | Mo | Di | Mi | Do | Fr | SA | SO |
|---|---|---|---|---|---|---|---|
|  |  |  |  |  |  |  |  |
|  |  |  |  |  |  |  |  |

# Tag 64

Nenne drei positive Dinge, die dir heute passiert sind!

🐾 _____

🐾 _____

🐾 _____

Welche Glaubenssätze/abwertende Gedanken haben dich heute verfolgt?

_____

_____

_____

Nenne etwas, wofür du heute dankbar warst:

_____

_____

Kreuze an: Konntest du dich heute sportlich betätigen?

Ja / Nein

Hast du die Möglichkeit genutzt, deinen Alltag sportlicher zu gestalten?

Ja / Nein

Wenn Ja, wie konntest du den Sport in den Alltag integrieren:

_____

_____

_____

Was habe ich heute Neues gelernt?

_____

_____

## Tracke deine Ziele

Trage Links dein Ziel ein und markiere grün oder rot, wenn du an deinem Ziel gearbeitet hast.

| Ziel | Mo | Di | Mi | Do | Fr | SA | SO |
|---|---|---|---|---|---|---|---|
|  |  |  |  |  |  |  |  |
|  |  |  |  |  |  |  |  |

**Erfinde dein Fast Food.** Suche dir Rezepte heraus mit 5 Lebensmitteln, die du in 20 Minuten zu einem Gericht zusammenstellen kannst:

# Tag 65

Nenne drei positive Dinge, die dir heute passiert sind!

🐾 _____

🐾 _____

🐾 _____

Welche Glaubenssätze/abwertende Gedanken haben dich heute verfolgt?

_____

_____

_____

Nenne etwas, wofür du heute dankbar warst:

_____

_____

**Kreuze an: Konntest du dich heute sportlich betätigen?**

Ja / Nein

**Hast du die Möglichkeit genutzt, deinen Alltag sportlicher zu gestalten?**

Ja / Nein

**Wenn Ja, wie konntest du den Sport in den Alltag integrieren:**

_____

_____

_____

**Was habe ich heute Neues gelernt?**

_____

_____

**Optimiere deine Aktionsliste**: Füge eine Spalte Good/Bad hinzu. Markiere jede Tätigkeit mit ☺ oder ☹. Nun mache immer abwechselnde eine „gute" und eine „schlechte" Tätigkeit.

| Aktion | Bis wann? | Wer? | Details? | Status | Good Bad |
|---|---|---|---|---|---|
| *Anruf....* | *15.01.2021* | *Ich* | *Kontaktdaten: ....* | *In Bearbeitung* | ☹ |
| | | | | | |
| | | | | | |
| | | | | | |
| | | | | | |
| | | | | | |

## Tracke deine Ziele

Trage Links dein Ziel ein und markiere grün oder rot, wenn du an deinem Ziel gearbeitet hast.

| Ziel | Mo | Di | Mi | Do | Fr | SA | SO |
|---|---|---|---|---|---|---|---|
| | | | | | | | |
| | | | | | | | |

# Tag 64

Nenne drei positive Dinge, die dir heute passiert sind!

🐾 _____

🐾 _____

🐾 _____

Welche Glaubenssätze/abwertende Gedanken haben dich heute verfolgt?

_____

_____

_____

Nenne etwas, wofür du heute dankbar warst:

_____

_____

_____

Kreuze an: Konntest du dich heute sportlich betätigen?

Ja / Nein

Hast du die Möglichkeit genutzt, deinen Alltag sportlicher zu gestalten?

Ja / Nein

Wenn Ja, wie konntest du den Sport in den Alltag integrieren:

_____

_____

_____

Was habe ich heute Neues gelernt?

_____

_____

## Tracke deine Ziele

Trage Links dein Ziel ein und markiere grün oder rot, wenn du an deinem Ziel gearbeitet hast.

| Ziel | Mo | Di | Mi | Do | Fr | SA | SO |
|---|---|---|---|---|---|---|---|
|  |  |  |  |  |  |  |  |
|  |  |  |  |  |  |  |  |

# Tag 65

Nenne drei positive Dinge, die dir heute passiert sind!

* _____

* _____

* _____

Welche Glaubenssätze/abwertende Gedanken haben dich heute verfolgt?

_____

_____

_____

Nenne etwas, wofür du heute dankbar warst:

_____

_____

_____

Kreuze an: Konntest du dich heute sportlich betätigen?

Ja / Nein

Hast du die Möglichkeit genutzt, deinen Alltag sportlicher zu gestalten?

Ja / Nein

Wenn Ja, wie konntest du den Sport in den Alltag integrieren:

_____

_____

_____

Was habe ich heute Neues gelernt?

_____

_____

## Tracke deine Ziele

Trage Links dein Ziel ein und markiere grün oder rot, wenn du an deinem Ziel gearbeitet hast.

| Ziel | Mo | Di | Mi | Do | Fr | SA | SO |
|---|---|---|---|---|---|---|---|
|  |  |  |  |  |  |  |  |
|  |  |  |  |  |  |  |  |

## Mach mal Pause

Bewusst essen heißt, auch bewusst eine Pause zu machen. Bei deinen nächsten Mahlzeiten versuche, nicht einfach nur Essen in dich hineinzuschaufeln, sondern gönne dir die Zeit beim Essen. Zeit lassen bedeutet vor allem zwei Dinge:

Als Erstes solltest du ausreichend kauen. Bei dieser Aufgabe darfst du bei dir selbst mitzählen. Solltest du bei unter zehn Mal kauen landen, wird es Zeit, dass du dieses deutlich erhöhst. Erinnere dich an die letzten Ernährungsphasen und nutze das auch, um zu schmecken, wie sich das Essen durch das Kauen verändert. Peile an, deine Durschnittkauanzahl mindestens zu verdoppeln.

Als Zweites darfst du auch dein Besteck aus der Hand legen. Lege, wenn du die Hälfte deines Tellers bereits gegessen hast, das Besteck auf den Tisch. Stehe auf und hole dir ein Glas Wasser oder unterhalte dich. Nutze die Pause, um den Essvorgang zu entschleunigen.

# Tag 66

Nenne drei positive Dinge, die dir heute passiert sind!

- 
---

- 
---

- 
---

Welche Glaubenssätze/abwertende Gedanken haben dich heute verfolgt?

---

---

---

Nenne etwas, wofür du heute dankbar warst:

---

---

---

Kreuze an: Konntest du dich heute sportlich betätigen?

Ja / Nein

Hast du die Möglichkeit genutzt, deinen Alltag sportlicher zu gestalten?

Ja / Nein

Wenn Ja, wie konntest du den Sport in den Alltag integrieren:

_____

_____

_____

Was habe ich heute Neues gelernt?

_____

_____

## Tracke deine Ziele

Trage Links dein Ziel ein und markiere grün oder rot, wenn du an deinem Ziel gearbeitet hast.

| Ziel | Mo | Di | Mi | Do | Fr | SA | SO |
|---|---|---|---|---|---|---|---|
| | | | | | | | |
| | | | | | | | |

# Tag 67

**Nenne** drei positive Dinge, die dir heute passiert sind!

🐾
_____

🐾
_____

🐾
_____

**Welche** Glaubenssätze/abwertende Gedanken haben dich heute verfolgt?

_____

_____

_____

**Nenne** etwas, wofür du heute dankbar warst:

_____

_____

_____

Kreuze an: Konntest du dich heute sportlich betätigen?

Ja / Nein

Hast du die Möglichkeit genutzt, deinen Alltag sportlicher zu gestalten?

Ja / Nein

Wenn Ja, wie konntest du den Sport in den Alltag integrieren:

_____

_____

_____

Was habe ich heute Neues gelernt?

_____

_____

## Tracke deine Ziele

Trage Links dein Ziel ein und markiere grün oder rot, wenn du an deinem Ziel gearbeitet hast.

| Ziel | Mo | Di | Mi | Do | Fr | SA | SO |
|---|---|---|---|---|---|---|---|
|  |  |  |  |  |  |  |  |
|  |  |  |  |  |  |  |  |

# Tag 68

Nenne drei positive Dinge, die dir heute passiert sind!

🐾

_____

🐾

_____

🐾

_____


Welche Glaubenssätze/abwertende Gedanken haben dich heute verfolgt?

_____

_____

_____


Nenne etwas, wofür du heute dankbar warst:

_____

_____

_____

Kreuze an: Konntest du dich heute sportlich betätigen?

Ja / Nein

Hast du die Möglichkeit genutzt, deinen Alltag sportlicher zu gestalten?

Ja / Nein

Wenn Ja, wie konntest du den Sport in den Alltag integrieren:

_____

_____

_____

Was habe ich heute Neues gelernt?

_____

_____

## Tracke deine Ziele

Trage Links dein Ziel ein und markiere grün oder rot, wenn du an deinem Ziel gearbeitet hast.

| Ziel | Mo | Di | Mi | Do | Fr | SA | SO |
|---|---|---|---|---|---|---|---|
| | | | | | | | |
| | | | | | | | |

# Tag 69

Nenne drei positive Dinge, die dir heute passiert sind!

🐾
_____

🐾
_____

🐾
_____


Welche Glaubenssätze/abwertende Gedanken haben dich heute verfolgt?

_____

_____

_____


Nenne etwas, wofür du heute dankbar warst:

_____

_____

_____

Kreuze an: Konntest du dich heute sportlich betätigen?

Ja / Nein

Hast du die Möglichkeit genutzt, deinen Alltag sportlicher zu gestalten?

Ja / Nein

Wenn Ja, wie konntest du den Sport in den Alltag integrieren:

_____

_____

_____

Was habe ich heute Neues gelernt?

_____

_____

## Tracke deine Ziele

Trage Links dein Ziel ein und markiere grün oder rot, wenn du an deinem Ziel gearbeitet hast.

| Ziel | Mo | Di | Mi | Do | Fr | SA | SO |
|---|---|---|---|---|---|---|---|
|  |  |  |  |  |  |  |  |
|  |  |  |  |  |  |  |  |

# Tag 70

Nenne drei positive Dinge, die dir heute passiert sind!

🐾

_____

🐾

_____

🐾

_____

Welche Glaubenssätze/abwertende Gedanken haben dich heute verfolgt?

_____

_____

_____

Nenne etwas, wofür du heute dankbar warst:

_____

_____

Kreuze an: Konntest du dich heute sportlich betätigen?

Ja / Nein

Hast du die Möglichkeit genutzt, deinen Alltag sportlicher zu gestalten?

Ja / Nein

Wenn Ja, wie konntest du den Sport in den Alltag integrieren:

_____

_____

_____

Was habe ich heute Neues gelernt?

_____

_____

## Tracke deine Ziele

Trage Links dein Ziel ein und markiere grün oder rot, wenn du an deinem Ziel gearbeitet hast.

| Ziel | Mo | Di | Mi | Do | Fr | SA | SO |
|---|---|---|---|---|---|---|---|
|  |  |  |  |  |  |  |  |
|  |  |  |  |  |  |  |  |

# Tag 71

Nenne drei positive Dinge, die dir heute passiert sind!

🐾
_____

🐾
_____

🐾
_____

Welche Glaubenssätze/abwertende Gedanken haben dich heute verfolgt?

_____

_____

_____

Nenne etwas, wofür du heute dankbar warst:

_____

_____

_____

Kreuze an: Konntest du dich heute sportlich betätigen?

Ja / Nein

Hast du die Möglichkeit genutzt, deinen Alltag sportlicher zu gestalten?

Ja / Nein

Wenn Ja, wie konntest du den Sport in den Alltag integrieren:

_____

_____

_____


Was habe ich heute Neues gelernt?

_____

_____

## Tracke deine Ziele

Trage Links dein Ziel ein und markiere grün oder rot, wenn du an deinem Ziel gearbeitet hast.

| Ziel | Mo | Di | Mi | Do | Fr | SA | SO |
|---|---|---|---|---|---|---|---|
| | | | | | | | |
| | | | | | | | |

# Tag 72

Nenne drei positive Dinge, die dir heute passiert sind!

🐾

_____

🐾

_____

🐾

_____


Welche Glaubenssätze/abwertende Gedanken haben dich heute verfolgt?

_____

_____

_____


Nenne etwas, wofür du heute dankbar warst:

_____

_____

Kreuze an: Konntest du dich heute sportlich betätigen?

Ja / Nein

Hast du die Möglichkeit genutzt, deinen Alltag sportlicher zu gestalten?

Ja / Nein

Wenn Ja, wie konntest du den Sport in den Alltag integrieren:

_____

_____

_____

Was habe ich heute Neues gelernt?

_____

_____

## Tracke deine Ziele

Trage Links dein Ziel ein und markiere grün oder rot, wenn du an deinem Ziel gearbeitet hast.

| Ziel | Mo | Di | Mi | Do | Fr | SA | SO |
|---|---|---|---|---|---|---|---|
|  |  |  |  |  |  |  |  |
|  |  |  |  |  |  |  |  |

**Erfinde dein Fast Food.** Suche dir Rezepte heraus mit 5 Lebensmitteln, die du in 20 Minuten zu einem Gericht zusammenstellen kannst:

_____

_____

_____

_____

_____

_____

# Tag 73

Nenne drei positive Dinge, die dir heute passiert sind!

🐾 _____

🐾 _____

🐾 _____

Welche Glaubenssätze/abwertende Gedanken haben dich heute verfolgt?

_____

_____

_____

Nenne etwas, wofür du heute dankbar warst:

_____

_____

_____

Kreuze an: Konntest du dich heute sportlich betätigen?

Ja / Nein

Hast du die Möglichkeit genutzt, deinen Alltag sportlicher zu gestalten?

Ja / Nein

Wenn Ja, wie konntest du den Sport in den Alltag integrieren:

_____

_____

_____

Was habe ich heute Neues gelernt?

_____

_____

## Tracke deine Ziele

Trage Links dein Ziel ein und markiere grün oder rot, wenn du an deinem Ziel gearbeitet hast.

| Ziel | Mo | Di | Mi | Do | Fr | SA | SO |
|---|---|---|---|---|---|---|---|
|  |  |  |  |  |  |  |  |
|  |  |  |  |  |  |  |  |

# Tag 74

Nenne drei positive Dinge, die dir heute passiert sind!

🐾 _____

🐾 _____

🐾 _____

Welche Glaubenssätze/abwertende Gedanken haben dich heute verfolgt?

_____

_____

_____

Nenne etwas, wofür du heute dankbar warst:

_____

_____

Kreuze an: Konntest du dich heute sportlich betätigen?

Ja / Nein

Hast du die Möglichkeit genutzt, deinen Alltag sportlicher zu gestalten?

Ja / Nein

Wenn Ja, wie konntest du den Sport in den Alltag integrieren:

_____

_____

_____

Was habe ich heute Neues gelernt?

_____

_____

## Tracke deine Ziele

Trage Links dein Ziel ein und markiere grün oder rot, wenn du an deinem Ziel gearbeitet hast.

| Ziel | Mo | Di | Mi | Do | Fr | SA | SO |
|---|---|---|---|---|---|---|---|
|  |  |  |  |  |  |  |  |
|  |  |  |  |  |  |  |  |

# Tag 75

Nenne drei positive Dinge, die dir heute passiert sind!

🐾

_____

🐾

_____

🐾

_____


Welche Glaubenssätze/abwertende Gedanken haben dich heute verfolgt?

_____

_____

_____


Nenne etwas, wofür du heute dankbar warst:

_____

_____

_____

Kreuze an: Konntest du dich heute sportlich betätigen?

Ja / Nein

Hast du die Möglichkeit genutzt, deinen Alltag sportlicher zu gestalten?

Ja / Nein

Wenn Ja, wie konntest du den Sport in den Alltag integrieren:

_____

_____

_____

Was habe ich heute Neues gelernt?

_____

_____

## Tracke deine Ziele

Trage Links dein Ziel ein und markiere grün oder rot, wenn du an deinem Ziel gearbeitet hast.

| Ziel | Mo | Di | Mi | Do | Fr | SA | SO |
|---|---|---|---|---|---|---|---|
| | | | | | | | |
| | | | | | | | |

# Tag 76

Nenne drei positive Dinge, die dir heute passiert sind!

🐾

_____

🐾

_____

🐾

_____

Welche Glaubenssätze/abwertende Gedanken haben dich heute verfolgt?

_____

_____

_____

Nenne etwas, wofür du heute dankbar warst:

_____

_____

_____

Kreuze an: Konntest du dich heute sportlich betätigen?

Ja / Nein

Hast du die Möglichkeit genutzt, deinen Alltag sportlicher zu gestalten?

Ja / Nein

Wenn Ja, wie konntest du den Sport in den Alltag integrieren:

_____

_____

_____

Was habe ich heute Neues gelernt?

_____

_____

## Tracke deine Ziele

Trage Links dein Ziel ein und markiere grün oder rot, wenn du an deinem Ziel gearbeitet hast.

| Ziel | Mo | Di | Mi | Do | Fr | SA | SO |
|---|---|---|---|---|---|---|---|
|  |  |  |  |  |  |  |  |
|  |  |  |  |  |  |  |  |

# Tag 77

Nenne drei positive Dinge, die dir heute passiert sind!

- 
- 
- 

Welche Glaubenssätze/abwertende Gedanken haben dich heute verfolgt?

Nenne etwas, wofür du heute dankbar warst:

Kreuze an: Konntest du dich heute sportlich betätigen?

Ja / Nein

Hast du die Möglichkeit genutzt, deinen Alltag sportlicher zu gestalten?

Ja / Nein

Wenn Ja, wie konntest du den Sport in den Alltag integrieren:

_____

_____

_____

Was habe ich heute Neues gelernt?

_____

_____

## Tracke deine Ziele

Trage Links dein Ziel ein und markiere grün oder rot, wenn du an deinem Ziel gearbeitet hast.

| Ziel | Mo | Di | Mi | Do | Fr | SA | SO |
|---|---|---|---|---|---|---|---|
| | | | | | | | |
| | | | | | | | |

# Tag 78

Nenne drei positive Dinge, die dir heute passiert sind!

🐾

_____

🐾

_____

🐾

_____


Welche Glaubenssätze/abwertende Gedanken haben dich heute verfolgt?

_____

_____

_____


Nenne etwas, wofür du heute dankbar warst:

_____

_____

Kreuze an: Konntest du dich heute sportlich betätigen?

Ja / Nein

Hast du die Möglichkeit genutzt, deinen Alltag sportlicher zu gestalten?

Ja / Nein

Wenn Ja, wie konntest du den Sport in den Alltag integrieren:

_____

_____

_____

Was habe ich heute Neues gelernt?

_____

_____

### Finde deinen Trigger?

Stelle dir vor, du stehst an einem Bank-Schalter. Plötzlich fliegt die Türe auf und ein bewaffneter Mann stürmt hinein. Der, bis zu Unkenntlichkeit verhüllte Einbrecher steuert direkt auf dich zu. In der Hand erkennst du bereits eine Pistole. Panik steigt in dir auf. Du spürst, wie dir das Blut durch deine Adern schießt. Einen kurzen Augenblick überlegst du noch, zu flüchten oder ihn anzugreifen, kannst dich aber nicht mehr rühren. In Schockstarre siehst du den Mann keine zwei Meter mehr von dir entfernt. Der Geruch von kaltem Schweiß und Rauch dringt in deine Nase, als er kurz vor dir ist. Durch die Sturmhaube vernimmst du noch „Überfall". Während er dir eine Waffe an den Kopf hält.

Stelle dir nun folgende Frage:

Was ist dein Grund, warum du hoffst heil aus der Nummer heraus zu kommen?

_____

_____

_____

## Tracke deine Ziele

Trage Links dein Ziel ein und markiere grün oder rot, wenn du an deinem Ziel gearbeitet hast.

| Ziel | Mo | Di | Mi | Do | Fr | SA | SO |
|---|---|---|---|---|---|---|---|
|  |  |  |  |  |  |  |  |
|  |  |  |  |  |  |  |  |

# Tag 79

Nenne drei positive Dinge, die dir heute passiert sind!

🐾

_____

🐾

_____

🐾

_____


Welche Glaubenssätze/abwertende Gedanken haben dich heute verfolgt?

_____

_____

_____


Nenne etwas, wofür du heute dankbar warst:

_____

_____

_____

Kreuze an: Konntest du dich heute sportlich betätigen?

Ja / Nein

Hast du die Möglichkeit genutzt, deinen Alltag sportlicher zu gestalten?

Ja / Nein

Wenn Ja, wie konntest du den Sport in den Alltag integrieren:

_____

_____

_____

Was habe ich heute Neues gelernt?

_____

_____

## Tracke deine Ziele

Trage Links dein Ziel ein und markiere grün oder rot, wenn du an deinem Ziel gearbeitet hast.

| Ziel | Mo | Di | Mi | Do | Fr | SA | SO |
|---|---|---|---|---|---|---|---|
| | | | | | | | |
| | | | | | | | |

# Tag 80

Nenne drei positive Dinge, die dir heute passiert sind!

🐾

🐾

🐾


Welche Glaubenssätze/abwertende Gedanken haben dich heute verfolgt?




Nenne etwas, wofür du heute dankbar warst:

Kreuze an: Konntest du dich heute sportlich betätigen?

Ja / Nein

Hast du die Möglichkeit genutzt, deinen Alltag sportlicher zu gestalten?

Ja / Nein

Wenn Ja, wie konntest du den Sport in den Alltag integrieren:

_____

_____

_____

Was habe ich heute Neues gelernt?

_____

_____

## Tracke deine Ziele

Trage Links dein Ziel ein und markiere grün oder rot, wenn du an deinem Ziel gearbeitet hast.

| Ziel | Mo | Di | Mi | Do | Fr | SA | SO |
|---|---|---|---|---|---|---|---|
|  |  |  |  |  |  |  |  |
|  |  |  |  |  |  |  |  |

## Mach mal Pause

Bewusst essen heißt, auch bewusst eine Pause zu machen. Bei deinen nächsten Mahlzeiten versuche, nicht einfach nur Essen in dich hineinzuschaufeln, sondern gönne dir die Zeit beim Essen. Zeit lassen bedeutet vor allem zwei Dinge:

Als Erstes solltest du ausreichend kauen. Bei dieser Aufgabe darfst du bei dir selbst mitzählen. Solltest du bei unter zehn Mal kauen landen, wird es Zeit, dass du dieses deutlich erhöhst. Erinnere dich an die letzten Ernährungsphasen und nutze das auch, um zu schmecken, wie sich das Essen durch das Kauen verändert. Peile an, deine Durschnittkauanzahl mindestens zu verdoppeln.

Als Zweites darfst du auch dein Besteck aus der Hand legen. Lege, wenn du die Hälfte deines Tellers bereits gegessen hast, das Besteck auf den Tisch. Stehe auf und hole dir ein Glas Wasser oder unterhalte dich. Nutze die Pause, um den Essvorgang zu entschleunigen.

# Tag 81

Nenne drei positive Dinge, die dir heute passiert sind!

- 
- 
- 

Welche Glaubenssätze/abwertende Gedanken haben dich heute verfolgt?

Nenne etwas, wofür du heute dankbar warst:

Kreuze an: Konntest du dich heute sportlich betätigen?

Ja / Nein

Hast du die Möglichkeit genutzt, deinen Alltag sportlicher zu gestalten?

Ja / Nein

Wenn Ja, wie konntest du den Sport in den Alltag integrieren:

_____

_____

_____

Was habe ich heute Neues gelernt?

_____

_____

## Tracke deine Ziele

Trage Links dein Ziel ein und markiere grün oder rot, wenn du an deinem Ziel gearbeitet hast.

| Ziel | Mo | Di | Mi | Do | Fr | SA | SO |
|---|---|---|---|---|---|---|---|
| | | | | | | | |
| | | | | | | | |

# Tag 82

Nenne drei positive Dinge, die dir heute passiert sind!

🐾 _____

🐾 _____

🐾 _____

Welche Glaubenssätze/abwertende Gedanken haben dich heute verfolgt?

_____

_____

_____

Nenne etwas, wofür du heute dankbar warst:

_____

_____

_____

Kreuze an: Konntest du dich heute sportlich betätigen?

Ja / Nein

Hast du die Möglichkeit genutzt, deinen Alltag sportlicher zu gestalten?

Ja / Nein

Wenn Ja, wie konntest du den Sport in den Alltag integrieren:

_____

_____

_____

Was habe ich heute Neues gelernt?

_____

_____

## Tracke deine Ziele

Trage Links dein Ziel ein und markiere grün oder rot, wenn du an deinem Ziel gearbeitet hast.

| Ziel | Mo | Di | Mi | Do | Fr | SA | SO |
|---|---|---|---|---|---|---|---|
|  |  |  |  |  |  |  |  |
|  |  |  |  |  |  |  |  |

## Dein Glücklichkeitsindex

| Bewerte auf einer Skala von 1 bis 10, wie glücklich du bist: (1 = überhaupt nicht / 10 sehr glücklich) |
|---|
| Bist du glücklich?  1  2  3  4  5  6  7  8  9  10 |

# DER PFAD DER LEITKUH: UNSER WEG

Glückwunsch du hast es geschafft. Wenn bei dir mein Konzept – der innere Elefant – die Kontrolle übernommen hat, dann ist dieses Kapitel völlig für die Tonne. Denn du hast begriffen, dass es hier gar nicht um uns als Autoren geht, sondern einfach nur um dich. Das ist eine Erkenntnis, die sehr viel wert ist und deine Zeit mit diesen Interventionen gerechtfertigt hat.

Ich danke dir, dass du konsequent den Weg mitgegangen bist. Ich wünsche dir vom ganzen Herzen, dass du etwas mitnehmen konntest. Das Ziel war, dass aus all den vielen Aufgaben die ein oder andere bei dir Anklang gefunden und dich weitergebracht hat. Auch wenn nicht alle Kapitel für dich einen Mehrwert geliefert haben, hoffe ich, dass du hier mindestens eine neue Erkenntnis gewinnen konntest.

Zum Abschluss noch ein paar Worte zu uns.

Uns beide verfolgt das Thema Abnehmen und Ernährung schon immer. Selbst den Kampf gegen die Kilos zu führen, ist das, was uns bewogen hat dieses Ausfüllbuch zu verfassen. Dabei flossen allerlei persönliche Erfahrungen mit ein. Bei diesem Buch handelt sich also um, die Aufgaben, die uns am meisten geholfen haben.

Trotz unseres Gewichtes waren wir beide sehr sportlich aktiv. American Football war und ist unsere Leidenschaft. Hierbei war ein massiger Körper hilfreich und sogar erwünscht. Wir haben unsere Erfahrungen bis hin zur Bundesliga sammeln dürfen. Erfahrungen, die uns sehr geprägt haben und wir definitiv nicht missen wollen.

Als sich die Karrieren dem Ende neigte, entschieden wir uns, als Trainer zu arbeiten. Auch wenn wir als Fachtrainer unsere

Kompetenzen im American Football sehe, war irgendwann der Zeitpunkt gekommen, bei dem wir als Athletiktrainer arbeiten wollten.

Als Athletiktrainer waren wir in einer Vielzahl von Sportarten (American Football, Lacrosse, Handball, Fußball und Ski) unterwegs. Dabei arbeiten wir mit einem breiten Spektrum an Menschen zusammen. 2016 war der Zeitpunkt gekommen unser eigenes Athletikprogramm zu gründen. Mit Elephant Athletics setzten wir dies in die Tat um. Wir starteten zunächst mit Leistungssportler und konzentrierten uns auf die Steigerung der individuellen Performance.

Da im Sport neben Hochleistung auch das Thema Verletzungen auf der Liste stand, kam irgendwann der Rehasport dazu. In diesem Umfeld betreuten wir neben Sportlern auch eine Selbsthilfegruppe für Menschen mit Adipositas.

Dieses Buch resultiert aus dem Gedanken heraus, dass Menschen, die wie wir unter zu vielen Kilos leiden, mehr als nur Videos mit schlanken Vorturner*innen braucht. Wir hoffen, dass wir dies auch bieten konnte. Auch wenn Konzepte immer nur ein „Gießkannen-System" darstellen können, hoffen wir, dass es doch ein bisschen Mehrwert bieten konnte.

Uns ist bewusst, dass das Ausfüllbuch einige Fragen offen lässt. Diese haben wir versucht, in unserem Ratgeber zu diesem Buch zu beantworten. Wenn du also mehr über die Hintergründe erfahren willst. Empfehlen wir, passend zu unserem Ausfüllbuch den Ratgeber zu lesen.

Wenn nicht, hoffen wir dir mit diesen Aufgaben geholfen zu haben, einen großartigen ersten Schritt auf deiner weiteren Reise im Kampf gegen die Kilos, zu gehen.

# Unser Ratgeber ergänzend zu diesem Ausfüllbuch

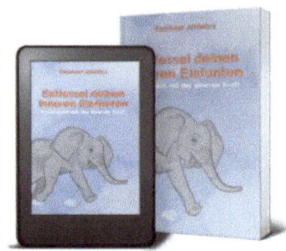

**»Entfessel deinen inneren Elefanten: Abnehmen mit der inneren Kraft«**
Ratgeber von Elephant Athletics,
ISBN 978-3740780623

## Lust auf Abwechslung und neue Welten?

Ebenfalls vom Autor:

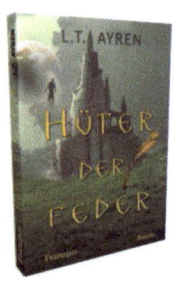

**»Hüter der Feder«**
Fantasy Roman von L.T. Ayren,
ISBN 978-3-96050-093-3